Marc Nölke

LONG COVID TRAINING

Marc
Nölke

LONG COVID TRAINING

Mit Neuroathletik
schneller regenerieren

Individuelles
Training
für zu Hause

herbig

Inhaltsverzeichnis

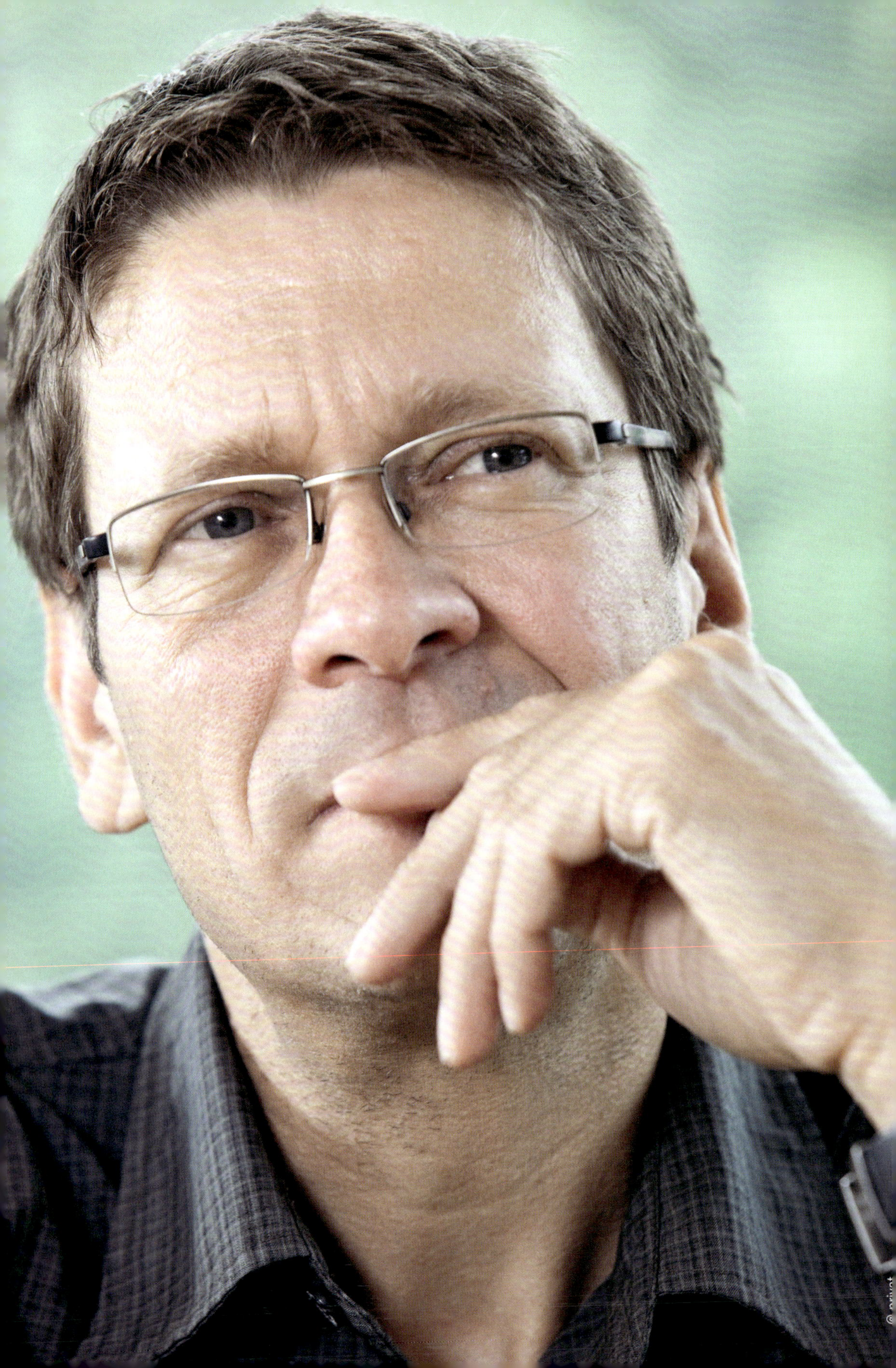

Ein bemerkenswerter Ansatz

Zu den eigentümlichen Zufällen eines Forscherlebens gehört die ebenso überfallartige wie überzeugende Kontaktaufnahme von Herrn Nölke aus Köln zu mir an die TU Braunschweig mit der Bitte, seinen Ansatz im Umgang mit Long-Covid zu beurteilen. Herr Nölke hatte hierbei, wohl auch mehr aus Zufall als geplant, von unserer Forschung auf dem Gebiet der langfristigen Folgen respiratorischer, viraler Erkrankungen auf unsere Gehirne gehört. Hierbei erforschen wir vor allem, welche Konsequenzen eine Grippe oder Corona-Infektion auf die Gedächtnisfähigkeit hat. Wir arbeiten sowohl mit dem Helmholtz-Zentrum für Infektionsforschung in Braunschweig zusammen, um dort am Mausmodell mechanistische Einsichten zu gewinnen über entzündliche Prozesse im Gehirn, als auch mit der Charité in Berlin, mit der wir Entzündungsmediatoren in der Gehirnflüssigkeit (Liquor) von Long-Covid-Patienten analysieren. Schon jetzt ist klar, dass 10 % aller mit Corona infizierten Menschen, egal, ob sie schwere oder nur leichte Symptome gezeigt haben, an Long-Covid erkranken können und dass eines der am häufigsten betroffenen Organe das Gehirn ist. Hierbei klagen Patienten häufig auch drei Monate nach dem Abklingen der eigentlichen Corona-Symptome über Konzentrations- und Gedächtnisschwierigkeiten.

Und genau hier setzt Herr Nölke mit seinem Neuroathletik-Ansatz an – und wie ich glaube, ist das ein ebenso innovativer wie erfolgversprechender, vor allem aber auch nebenwirkungsarmer Ansatz. Zum einen wird die Durchblutung des Gehirns durch die Athletik gefördert. Nebenbei wird über die Anregung der Muskulatur im Gehirn auch vermehrt BDNF (brain-derived neurotrophic factor) ausgeschüttet, der wie ein Gehirndünger Neuronen am Leben hält und plastische Vorgänge, die wichtig sind für Lern- und Gedächtnisaufgaben, fördert. Zum anderen erfordern die Übungen ein gutes Konzentrationsvermögen und trainieren dabei den Stirnlappen. Sie helfen dem Gehirn, die Fähigkeit der Achtsamkeit und des Konzentrationsvermögens wieder aufzubauen und zu stärken.

Ich beglückwünsche Herrn Nölke zu seinem mutigen Ansatz und auch dazu, dies in einem ebenso verständlichen wie spannenden Buch exzellent erklärt zu haben, und wünsche jedem Leser, jeder Leserin nicht nur Lesevergnügen, sondern auch eine gewisse Hartnäckigkeit in der Umsetzung der Übungen, von denen ich denke, dass sie Long-Covid-Patienten helfen werden. Tatsächlich glaube ich, dass die Trainingsanleitungen jedem helfen werden, die Leistungsfähigkeit unserer Gehirne zu erhalten oder eben wiederherzustellen.

Prof. Dr. Martin Korte

TU Braunschweig. Zoologisches Institut,
Abt. Zelluläre Neurobiologie

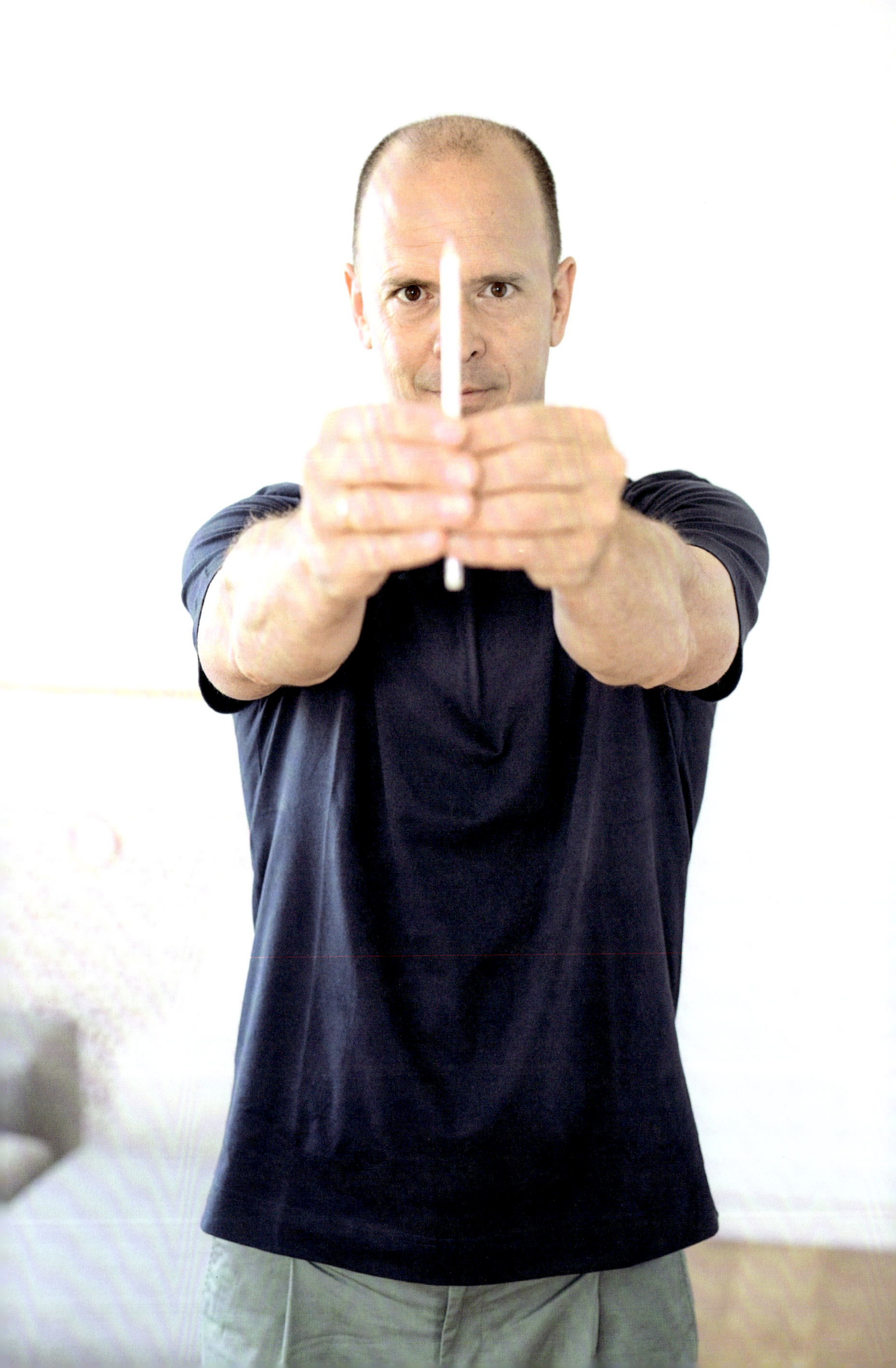

Wie alles kam

Ich erinnere nur noch Fragmente. Das Schleudern. Mein Kopf schlägt auf den Schnee auf, ein letzter Aufprall. Dann Stille. Worte, wie in Watte gepackt. *»Allô, vous m'entendez? Can you hear me? Können Sie mich hören? Hélicoptère, vite!«*

Ich will aufstehen, schaffe es nicht, die Schmerzen in der Brust sind extrem. Ich zittere. Die Sanitäter halten mich fest, ich bin wütend. Sie schneiden meinen Sprunganzug auf. »Hey! Was soll das, den brauch ich noch!« Ein Mann sticht eine Nadel in meinen Handrücken. Ich werde an eine Trage, einen Akja gefesselt. Der Blick von unten aus dem Akja auf den über mir fliegenden Rettungshubschrauber, an dem ich hänge. Die Rotoren, das Geräusch, »flap-flap-flap-flap«, neben mir ein Sanitäter, der mich anlächelt und aufmunternd nickt. Ich will weg, raus aus dem Ding, runter, nach Hause. Es ist schwer, diese Ohnmacht und Hilflosigkeit zu beschreiben. Die Erinnerungen kommen zurück, und sie treiben mir noch heute, fast 30 Jahre später, Tränen in die Augen.

GEHEILT, ABER NICHT GESUND

Dieser Sturz einen Tag vor meinem ersten olympischen Wettkampf 1992 in Albertville und das, was darauf folgte, veränderte mein Leben. Zwei Monate vor meinem 19. Geburtstag wurde der Milzriss verspätet erkannt, es folgte eine Notoperation, bei der mein Bauch vom Bauchnabel bis zum Sternum geöffnet wurde. Zwei Tage später wurde die Lunge punktiert, weil ich kaum noch atmen konnte, möglicherweise eine Komplikation durch die Rippenbrüche. Mit der frischen Narbe auf meinem Bauch musste ich sitzen, durfte mich nicht bewegen, während eine ziemlich beeindruckende Kanüle durch die Rippen eingefädelt wurde. Es war ein Albtraum. Meine Mutter war aus dem Sauerland angereist, mit dem Zug. Das beruhigte mich ein wenig. Von einem Mannschaftsarzt des deutschen Teams hatte ich bis dahin noch nichts gesehen. Es kümmerte sich niemand. Die Teamkollegen Jens Weißflog, Dieter Thoma, Christoph Duffner und Heiko Hunger hatten den Auftaktwettkampf währenddessen – ohne mich – ziemlich versemmelt. Ich trauerte meinem geplatzten Medaillentraum ein wenig nach, aber ich hatte gerade andere Sorgen. Mein ganzer Körper fühlte sich fremd an. Ich konnte nichts essen, kaum atmen, die Schmerzen in Kopf und Rumpf waren extrem. Drei Monate später waren die Verletzungen verheilt. Ich spürte noch immer Bewegungseinschränkungen, vor allem im Bereich der Narbe, bekam aber eine Trainingsfreigabe. Auf der Schanze war ich weit von der alten Form entfernt, und so sollte es bleiben. Ich kämpfte, aber sportlich klappte nichts mehr so wie zuvor. Mein Körper fühlte sich fremd an, das Training fiel mir extrem schwer, ich stand neben mir, konnte mich kaum normal belasten. Auch in der Schule ging es bergab. Ich war zwar nie der beste und fleißigste Schüler gewesen, hatte aber auch nie Probleme, wenn ich mich hinsetzte und mich anstrengte. Das war jetzt anders. Schon das Lesen fiel mir schwer, weil die Buchstaben auf dem Papier nach kurzer Zeit anfingen zu tanzen. Ich schaffte das Abitur am Sportgymnasium Oberhof nur dank einer guten Basis und vernünftiger Vorleistungen, die Klausuren waren durchweg fast allesamt schlecht. Danach folgten viele Jahre, in denen es mir schlecht ging und ich mich fragte, wo mein altes Ich geblieben war. Ich versuchte, mich selbst zu reparieren, und sammelte alles an Informationen, was ich bekommen konnte, probierte die verschiedensten Therapien und Methoden aus. Und langsam, aber sicher ging es mir besser – aber noch lange nicht wirklich gut.

AUF DEM WEG ZU NEUEN TRAININGSFORMEN

Als Co-Trainer der österreichischen Skisprung-Nationalmannschaft integrierte ich 2007 Achtsamkeitsmeditationen in unsere Trainingspläne. Wir begannen, den Vagusnerv zu stimulieren über Atemtechniken, Farblicht und Musiktherapie, entwickelten neue Trainingsformen und -prinzipien, wobei wir uns nur begrenzt an sportwissenschaftliche Veröffentlichungen richten konnten – denn die gab es nicht zu unseren Themen. Damit waren wir unserer Zeit gut zehn bis 15 Jahre voraus. In diesen Jahren avancierte unsere Mannschaft zum erfolgreichsten Team der Geschichte dieser Sportart.

Später fokussierte ich mehr und mehr das Gehirn in meinen Trainingsansätzen, lernte bei den führenden Experten auf diesem Gebiet, doch erst als ich begann, ganz zielgerichtet nach dem in diesem Buch beschriebenen Test/Re-Test-Prinzip zu trainieren, bekam ich langsam wieder ein Gefühl für mich selbst und fühlte mich wieder gut: Ich konnte wieder acht Stunden durchschlafen, konzentriert arbeiten, Gewicht zunehmen (ich hatte einen Körperfettanteil von 2 %), hatte normale Verdauungsfunktionen statt nervösem Reizdarm, keine Ausfälle durch Erkältungen, Viren, bakterielle Infektionen mehr, die Lebensfreude kam zurück, depressive Episoden waren passé. Ich hatte keine Dauerrückenschmerzen mehr, keine Hexenschüsse mehr, konnte meinen Nacken ohne Blockade bewegen.

WICHTIGE ERKENNTNISSE

Ich erzähle Ihnen all das nicht, weil ich mich größer machen will, als ich bin. Ich erzähle Ihnen diese Geschichte, weil ich als Trainer ein paar Dinge ganz tief verinnerlicht habe:

1. Tue nichts, mit dem du der Gesundheit des Athleten (und damit meine ich jeden Menschen, der auf ein Ziel hin trainiert) schaden kannst.
2. Wenn du dasselbe tust, was deine Konkurrenten tun, dann wirst du bestenfalls ähnliche, aber keine deutlich besseren Ergebnisse erzielen.
3. Jeder Mensch ist anders, jedes Gehirn ist anders, jeder Athlet reagiert also auch anders auf Trainingsreize – und das muss beachtet werden.
4. Finde das Problem und trainiere die für die Lösung notwendigen, zugrunde liegenden Fähigkeiten.
5. Trainiere das, was dich besser macht.

Diese einfachen Erkenntnisse habe ich auch für Sie in dieses Buch einfließen lassen. Denn egal, ob Sie eine Medaille bei den Olympischen Spielen gewinnen wollen oder ob Sie Ihren Gesundheitszustand verbessern wollen – die Arbeit ist die gleiche.

Mein Kollege und Mentor Zachariah Salazar sagt immer: Gesund sein oder werden ist genauso aufwändig, wie einen schwarzen Gürtel in Karate zu bekommen. Denn es ist nicht getan mit einem sechswöchigen Programm oder einem einzigen Training pro Woche.

Gesundheit ist das wertvollste Gut, das wir haben. Trotzdem widmen die meisten Menschen ihrer Gesundheit kaum Zeit, pflegen sie nicht, entwickeln ihre Widerstandsfähigkeit und Immunität nicht. Die meisten verlassen sich auf die moderne Medizin, die den Karren aus dem Dreck ziehen soll, wenn etwas schiefgegangen ist. Ich verlasse mich darauf nicht mehr. Denn ich durfte zuerst an mir selbst und später bei Hunderten von Klienten lernen, dass die Medizin im Notfall ein Gottesgeschenk ist, bei chronischen Problemen aber sehr vielen Menschen wenig oder gar nicht hilft. Auch dieses Buch wird Sie nicht gesund machen. Aber ich wünsche Ihnen, dass Sie mit der Erwartungshaltung eines neugierigen, aufmerksamen Schülers an dieses Buch herangehen und den Mut haben, Dinge auszuprobieren und zu entwickeln. Trauen Sie sich selbst zu, sich gesund zu machen. Dann werden Sie am Ende Erfolg haben.

Viel Spaß – und bleiben Sie in Bewegung!
Marc Nölke

Neuroathletik-Training bei Long-Covid – die Grundlagen

Das Gehirn und das Nervensystem steuern alles, was wir sind, alles, was wir fühlen, alles, was wir tun – alle Funktionen unseres Körpers. Diese Funktionen sind bei Long-Covid gestört. Doch das Gehirn kann sehr gezielt trainiert werden. Mit Neuroathletik können Sie aus diesem Grund Wesentliches zu Ihrer Genesung beitragen.

Wie fühlen Sie sich?

Wie Sie sich fühlen, bestimmt Ihr Gehirn, genauer: die Inselrinde. Wie Sie sich fühlen, lenkt Ihre Handlungen. Aber was ist, wenn die Inselrinde nicht so funktioniert, wie sie soll?

Wahrscheinlich fühlen Sie sich zurzeit nicht so gut wie früher einmal. Sonst hätten Sie dieses Buch nicht gekauft. Sie fühlen sich (noch) nicht gut, weil Sie eine SARS-CoV-2-Infektion hatten. Vielleicht hatten Sie einen schweren Verlauf, vielleicht einen leichteren Verlauf. Garantiert hatten Sie auch ein Leben vor Corona, vielleicht ein aktiveres, kraftvolleres, ausdauernderes, besseres Leben. Und Sie würden gerne wieder den alten Zustand herstellen. Aber diese Covid-Erkrankung hat irgendetwas mit Ihnen gemacht, hat Ihr Leben, Ihren Alltag verändert. So wie die meisten Long-Covid-Patienten leiden Sie aktuell – und vielleicht auch schon einige Wochen oder gar Monate – unter mindestens einem der folgenden Symptome:

MÖGLICHE LONG-COVID-SYMPTOME

- Extreme Müdigkeit (Fatigue)
- (Muskel-)Schmerzen
- Störung der Temperaturanpassung
- Zur Situation unpassender oder unregelmäßiger Herzschlag
- »Hirn-Nebel«: Unfähigkeit, sich zu fokussieren und zu konzentrieren
- Gedächtnisstörungen
- Verlust des Geruchsinns
- Verlust der Geschmacksempfindung
- Motorische Probleme wie Krampfneigung oder Schwäche in Händen, Armen, Beinen und Füßen

Dass sich solche Symptome nach überstandenen akuten Infektionen entwickeln, ist nicht neu. Dr. Barbara Bannister, Spezialistin für Infektionskrankheiten und Beraterin des britischen Militärs, war 1988 die erste Forscherin, die einen umfassenden Überblick zum »Post Infectious Disease Syndrome« gab: »In den letzten 50 Jahren wurden viele postinfektiöse Syndrome erkannt, [...]. Die neurologischen Symptome sind sehr unterschiedlich. Mentale Erschöpfung und Konzentrationsschwäche sind universell präsent, aber auch andere Beschwerden wie Parästhesien in den Gliedmaßen oder im Gesicht, lokale Schwächen eines Hand- oder Fußgelenks oder des Gesichts, Diplopie, verschwommenes Sehen und Kopfschmerzen.« Insofern könnte man sagen, dass Long-Covid nichts völlig Ungewöhnliches oder verrückt Neues ist. Das gehäufte Auftreten mit länger andauernden Beschwerden hingegen ist tatsächlich neu. Dabei ist schwer zu sagen, inwieweit das Virus verantwortlich dafür ist und welche Rolle die Begleitumstände spielen, die Sie dem Flussdiagramm auf der Seite gegenüber entnehmen können. Viel wichtiger als das Warum ist allerdings der Blick nach vorne. »Was macht Sie wieder fit« ist die Frage, die wir beantworten wollen. Möglicherweise sind Ihre Symptome momentan diffus, vielleicht sogar besorgniserregend, vielleicht machen sie Ihnen Angst. Klären wir zunächst, an welchem Punkt Sie gerade stehen.

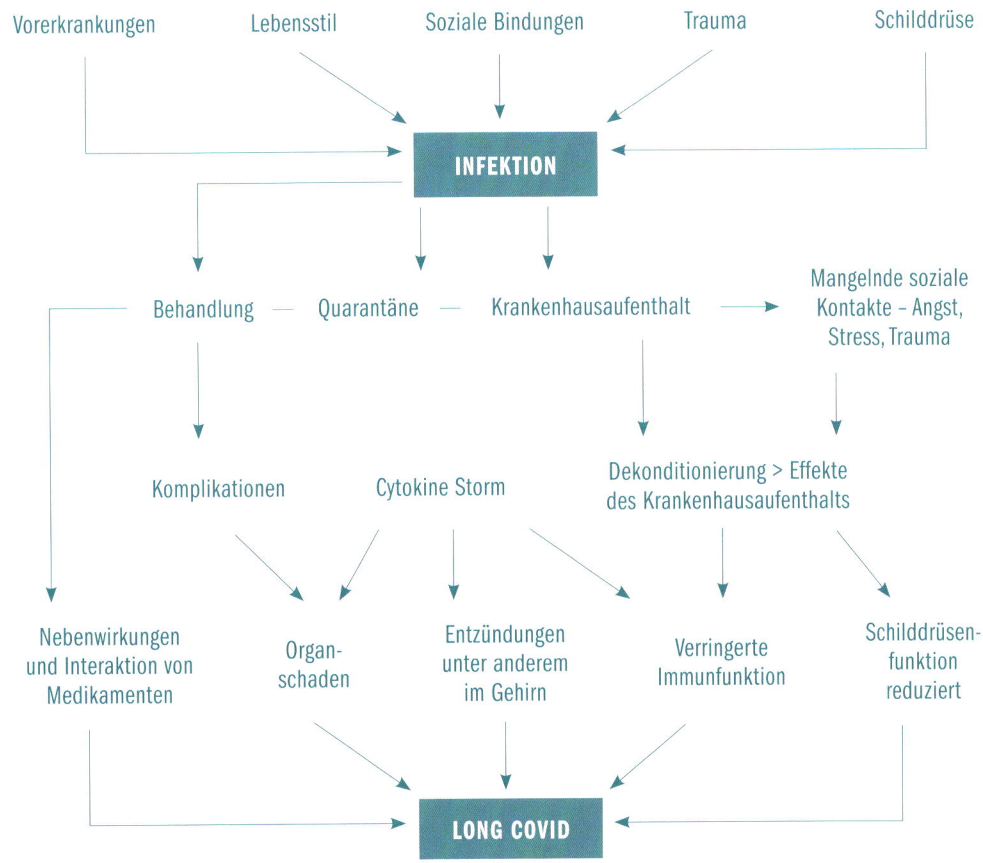

Faktoren, die das Entstehen von Long-Covid begünstigen. Adaptiert nach Raveendran, A. V.; Rajeev Jayadevan & S. Sashidharan (2021) **Long COVID: An Overview.** *Diabetes & Metabolic Syndrome* 15 (3): 869–875.

ZUR ORIENTIERUNG: WIE SEHR SIND SIE BETROFFEN?

Die auf der nächsten Seite folgende Post-Covid-Functional-Statusskala kann Ihnen Ihren aktuellen Zustand gut vor Augen führen. Dies ist hilfreich, denn die Skala deckt das gesamte Spektrum der Ergebnisse ab, indem sie Einschränkungen bei den üblichen Pflichten und Aktivitäten zu Hause oder am Arbeitsplatz sowie Änderungen des Lebensstils abbildet. Da Einschränkungen oder Symptome im Laufe der Zeit variieren können, sollte sich Ihre Messung auf die durchschnittliche Situation der letzten Woche beziehen. Sie können sich selbst der entsprechenden Stufe der Skala zuordnen. Falls zwei Grade angemessen erscheinen, wählen Sie immer den höheren Grad mit mehr Einschränkungen.

Post-Covid-Functional Statusskala

Welche Aussage trifft auf Sie zu:	Hier ankreuzen	Entspricht Grad
Ich habe keine Einschränkungen in meinem täglichen Leben und keine Symptome, Schmerzen, Depression oder Ängste im Zusammenhang mit der Infektion.	☐	**0**
Ich habe vernachlässigbare Einschränkungen in meinem täglichen Leben, da ich alle üblichen Pflichten/Aktivitäten ausführen kann, obwohl ich immer noch anhaltende Symptome, Schmerzen, Depression oder Angstzustände habe.	☐	**1**
Ich leide unter leichten Einschränkungen in meinem täglichen Leben, da ich gelegentlich aufgrund von Symptomen, Schmerzen, Depressionen oder Ängsten gewöhnliche Pflichten/Aktivitäten vermeiden oder reduzieren oder über die Zeit verteilen muss. Ich bin jedoch in der Lage, alle Aktivitäten ohne jegliche Unterstützung auszuführen.	☐	**2**
Ich leide unter stärkeren Einschränkungen in meinem Alltag, da ich aufgrund von Symptomen, Schmerzen, Depressionen oder Ängsten nicht in der Lage bin, alle üblichen Aufgaben/Aktivitäten auszuführen. Ich bin jedoch in der Lage, mich ohne jede Hilfe um mich selbst zu kümmern.	☐	**3**
Ich leide unter schweren Einschränkungen in meinem Alltag: Ich bin nicht in der Lage, für mich selbst zu sorgen, und deshalb bin ich aufgrund von Symptomen, Schmerzen, Depressionen oder Ängsten auf die Pflege und/oder Hilfe einer anderen Person angewiesen.	☐	**4**
Datum:		

NEUES VIRUS – BEKANNTE SYMPTOME

Auch wenn SARS-CoV-2 neu ist: Es gibt viele Tausende, wahrscheinlich Hunderttausende Menschen, die sich vollständig von den Nachwirkungen schwerer Virus- und Infektionskrankheiten erholt haben. Auch Sie werden das schaffen! Sie müssen keine medizinischen Wunder vollbringen. Es ist keine unlösbare Aufgabe, auch wenn es beim Lesen von einigen Zeitungsartikeln mit Zitaten von anscheinend völlig ahnungslosen Fachleuten manchmal so erscheint.

Die Gründe und Ursachen für diese Nachwirkungen waren Frau Dr. Bannister und ihren Kollegen 1988 noch nicht bekannt. Heute wissen wir schon ein wenig mehr darüber. Am Beispiel eines Fingers möchte ich Ihnen eine Erklärung geben.

Was ist die Funktion eines Fingers? Wir können ihn beugen und damit etwas greifen. Und Finger geben uns einige Informationen über das, was wir greifen. Ein Finger kann uns mitteilen, ob etwas heiß oder kalt, scharf oder stumpf ist. Stellen Sie sich bitte einmal vor, dass Sie sich einen langen, schmutzigen Holzsplitter in diesen Finger gebohrt haben. Der Finger entzündet sich und schwillt an. Können Sie mit dem Finger jetzt immer noch so gut greifen wie davor? Nein, den Finger zu biegen wird jetzt schwierig. Und ob etwas warm oder kalt, spitz oder stumpf ist, kann der Finger jetzt auch nicht mehr so gut erfassen, denn er tut weh, und der Schmerz überlagert alles andere. Es kann sein, dass sich jede Berührung des Fingers für uns schmerzhaft anfühlt: Alles tut weh – und das ist ein schlauer Schutzmechanismus unseres Körpers. Unser Gehirn wandelt jeden Kontakt des Fingers zur Umwelt in ein Gefühl von »Schmerz« um, damit der Finger in Ruhe heilen kann.

Eine Entzündung im Finger stört zweifelsfrei die Funktion des Fingers. Die Symptome, unter denen Sie leiden, sind die Folgen der Entzündung, die Ihr Gehirn während der Corona-Erkrankung durchgemacht hat. Doch während wir eine Entzündung im Finger sofort bemerken, bleibt uns die Entzündung im Gehirn verborgen. Wir können sie nicht sehen und auch nicht einfach messen. Und auch wenn die Entzündung möglicherweise längst abgeklungen ist, hat sie dennoch Spuren im Gehirn hinterlassen.

Viele Forscherinnen und Forscher suchen aktuell nach den Ursachen und Mechanismen der Entstehung dieser Post-Covid-Symptome, meist auf der kleinsten molekularen Ebene, jeder in seinem Fachbereich. Wissenschaftlerinnen und Wissenschaftler untersuchen zum Beispiel die Immunzellen des Blutes, um mehr über die Genaktivität und den Zustand der Zellen zu lernen, und auch darüber, ob sich durch eine SARS-CoV-2-Infektion deren Funktionen ver-

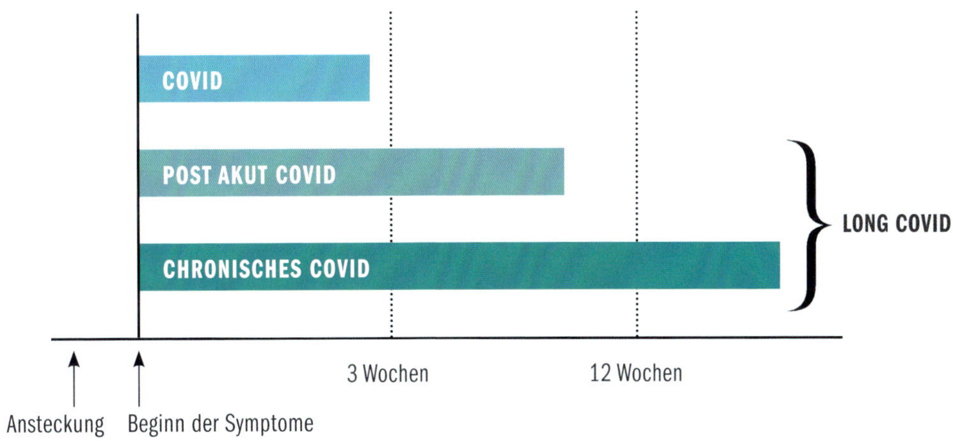

Haben Sie länger als zwölf Wochen Symptome, sollten Sie sich damit auseinandersetzen und etwas tun.

ändert haben. Denn es steht eine Befürchtung im Raum, die nicht besonders abwegig ist: SARS-CoV-2 könnte die Entwicklung von Langzeitfolgen wie zum Beispiel Demenz oder das Entstehen ande-rer neurodegenerativer Erkrankungen begünstigen. Die Betonung liegt auf könnte. Wenn wir nichts tun.

Sie hingegen haben sich bereits dazu entschlossen, sich die Verantwortung nicht nehmen zu lassen, und sind selbst aktiv geworden. Sie werden trainieren und Ihre Genesung selbst in die Hand nehmen. Ich habe dafür tiefsten Respekt und gratuliere Ihnen zu dieser Haltung! Aus meiner Sicht und Erfahrung ist das absolut entscheidend für Ihre Genesung und Ihre Gesundheit. Denn beides ist kein Zufall.

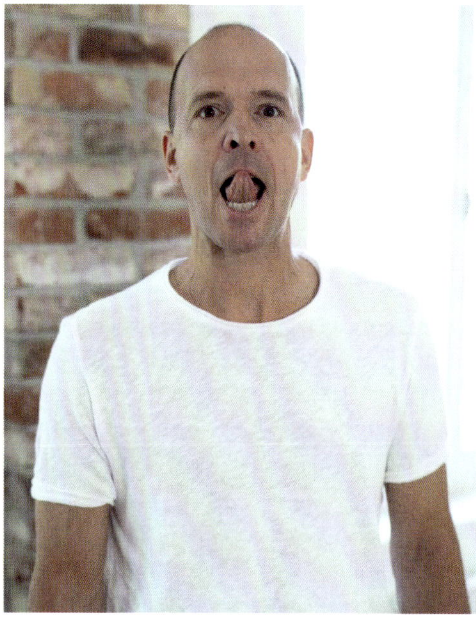

Zielgerichtete Bewegung kombiniert mit synchroner Atmung und Augenbewegungen haben den stärksten Effekt.

BESTENS GENESEN UND DOCH NICHT GESUND

Ich selbst hatte nach Verletzungen – einer schweren Gehirnerschütterung, einem Milzriss und einer Lungenverletzung, die ich bei einem folgenreichen Sturz bei den Olympischen Spielen in Albertville 1992 im Skispringen erlitten hatte – ein gutes Jahrzehnt mit unangenehmen Verletzungsfolgen des Unfalls zu kämpfen. Obwohl alle Narben und das sichtbare Gewebe des Bauchraums längst »bestens verheilt« waren, das sagten damals zumindest alle behandelnden Ärzte, ging es mir alles andere als gut. Ich kämpfte mit Konzentrationsproblemen, verschwimmenden Buchstaben, Kopfschmerzen beim Lesen, Müdigkeit. Ich fühlte mich nicht mehr mit meinem Körper verbunden. Ich war zwar wieder gesund, hatte schließlich alle medizinischen Checks hervorragend bestanden und hatte auch keine Angst beim Springen. Aber mein Timing der Absprungbewegung war verloren gegangen, meine Reaktionsfähigkeit war nicht mehr so gut wie zuvor. Die Energie fehlte auch. Das Krafttraining wirkte nicht mehr so wie früher, ich sprang kraftlos.

Auch mein Alltag wurde beeinflusst: Beim Autofahren übersah ich beispielsweise einmal ein Warnschild, schepperte in ein Baustellenloch ... Das Abitur schaffte ich mit Mühe und Not. Ich erinnere mich noch an die Deutschklausur. Ich konnte kaum das Arbeitsblatt entziffern und wäre fast eingeschlafen. Unruhe, Aggressivität, Süchte und Depressionen kamen später hinzu und begleiteten mich in den folgenden 20 Jahren. Ich fühlte mich oft schlecht. Sehr schlecht.

Damals habe ich die Mechanismen meiner Verletzungen und deren Spätwirkungen noch nicht verstanden. Heute weiß ich, dass diese Probleme gut zu beheben gewesen wären. Die Ursachen meiner Probleme lagen nicht nur in meinem Körper, sondern vor allem in meinem Gehirn. Obwohl diese Trennung nicht wirklich sinnvoll erscheint. Ich habe einige Zeit gebraucht, bis ich die Werkzeuge lernen durfte, mit denen ich mich selbst am eigenen Schopf aus dem Sumpf ziehen konnte.

Energiekrise im Gehirn

Das Gehirn hat im Wesentlichen zwei wichtige Jobs: erstens, für unser Überleben zu sorgen, zweitens, Bewegung zu steuern. In dieser Eigenschaft steuert das Gehirn unsere Sprache, unseren Blutdruck, die Weite unserer Blutgefäße und unsere Herzfrequenz.

Das Gehirn steuert sogar unser Immunsystem. Ganz zu schweigen von unseren Hormonen. Unser Gehirn plant voraus und passt all diese komplizierten Vorgänge genau an das an, was wir gerade denken und tun. Und unser Gehirn teilt uns auch mit, wie wir uns gerade fühlen.

Long-Covid-Patienten berichten davon, dass sie ihren Körper und sich selbst nicht mehr so wie früher spüren. Manche vor positiver Lebenskraft strotzende Menschen haben Ängste entwickelt, andere haben angefangen, unkontrolliert zu essen oder essen gar nichts mehr. Wieder andere haben mit vorher unbekannten Magen-Darm-Problemen zu kämpfen. Viele fühlen sich nicht mehr wohl, wenn sie sich »sportähnlich« bewegen. Einigen Menschen ist oft schwindelig, manchen wird schwindlig, wenn sie aus dem Liegen oder Sitzen aufstehen. Es gibt Menschen, deren Gleichgewicht schlechter geworden ist und die vergesslicher sind, sich nicht mehr gut konzentrieren können. Es gibt auch Menschen, bei denen das Herz zu rasen beginnt, wenn sie nur an Bewegung denken. Bei anderen bleibt der Puls bei 50, auch wenn sie schnell eine lange Treppe hinaufgehen – und sich dementsprechend völlig erschöpft danach fühlen.

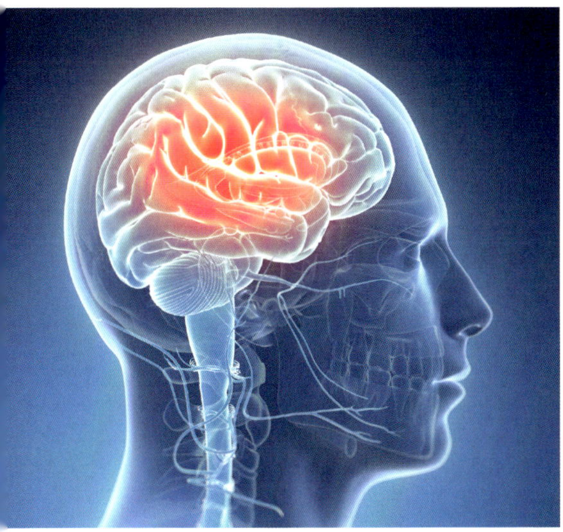

Wie wir uns fühlen, wie wir uns bewegen, wie viel Kraft wir haben – unser Gehirn entscheidet.

Als ich im Frühsommer 2020 zum ersten Mal von Klienten diese Symptome und Beschreibungen hörte, kamen sie mir sehr bekannt vor. Zum einen erinnerte ich mich an meine eigene Geschichte, zum anderen kannte ich derlei Spätfolgen aus der Arbeit mit Athleten, die Gehirnerschütterungen erlitten hatten.

MINI-VERLETZUNGEN NACH EINER ERKRANKUNG

Nach Gehirnerschütterungen kommt es in bestimmten Bereichen im Gehirn vereinfacht gesagt zu einer Energiekrise durch Entzündungen. Stellen Sie sich einen Wackelpudding vor, den sie in einer Schüssel umherschütteln. In der Mitte der Schüssel entsteht am meisten Bewegung. Das ist in unserem Schädel ähnlich: Sehr starke, abrupte Bewegungen des Kopfes bringen vor allem den mittleren Bereich unseres Gehirns ziemlich zum Wackeln, sodass die kleinsten Bestandteile dort

NEURO-INFO: **Die Arbeitsbereiche unseres Gehirns**

Die gängigen Lehrbücher teilen unser Gehirn in verschiedene Bereiche ein: Bereiche, die Bewegung machen, die etwas spüren im Körper, die Sehen ermöglichen und so weiter. Wir wissen das, weil Forscherinnen und Forscher sehr früh angefangen haben, Verletzungen des Gehirns und deren Wirkungen zu studieren und zu untersuchen. Später wurden ausgewählte Gehirnbereiche elektrisch stimuliert und beobachtet, welche Wirkung Stimulationen haben. So wurden bestimmte Areale bestimmten Funktionen zugeordnet und es entstanden erste »Landkarten« des Gehirns. Seit einigen Jahren können Wissenschaftlerinnen und Wissenschaftler dem Gehirn live bei der Arbeit zusehen und untersuchen, welche Bereiche des Gehirns bei welchen Tätigkeiten und Gedanken mehr oder weniger stark angesprochen werden. Heute wissen wir, dass dieses »Abteilungsdenken« in der Realität keinen Sinn ergibt. Denn jeder Bereich, jede Abteilung braucht immer Kollegen und Partner. Unser Gehirn macht Networking.

stark gedehnt werden und winzige Verletzungen entstehen. Diese Mini-Verletzungen sind allerdings auf keinem Röntgenbild und keinem MRT zu sehen. Durch die Verletzungen beginnt eine Kettenreaktion von Reparaturprozessen inklusive Entzündungen im Gehirn. Diese notwendigen Reparaturarbeiten benötigen sehr viel Energie. Schließlich wird der Blutfluss in den betroffenen Bereichen verringert und die Tätigkeit der Zellen in den Bereichen wird weniger. Dieser Prozess kann Tage oder mehrere Wochen dauern. Und das reicht leider locker aus, um schwerwiegende Folgen zu produzieren. Und warum ist das ein Problem?

Die sogenannte Hebb'sche Lernregel sagt, dass Nervenzellen im Gehirn sich besser verbinden, wenn sie oft miteinander feuern, also oft Nervenimpulse durch sie hindurchgeleitet werden. Donald Olding Hebb (1904–1985) war ein kanadischer Professor für Psychologie und Psychobiologie, der sich eingehend mit diesen Prozessen beschäftigt hat. Seiner Theorie nach passiert nach einer schweren Erkrankung durch die »Energiekrise« genau das Gegenteil: Der Stoffwechsel funktioniert nur noch stark eingeschränkt, die kriselnden Nervenzellen können nicht mehr so gut »feuern«, ihre Verbindungen werden immer schwächer und lösen sich möglicherweise sogar auf. Wie bei einem Stau in der City kommt der Verkehr in den betroffenen Gebieten nahezu zum Erliegen. Der Verkehr – in unserem Fall die Verbindungen zwischen den Nervenzellen – muss umgeleitet werden. Die schlechteren Verbindungen des betroffenen Gebiets verändern also Funktionen unseres gesamten Gehirns. Je nachdem, wo genau die betroffenen Bereiche liegen, entstehen dadurch unterschiedliche Symptome.

Bei einer Gehirnerschütterung hat ein Schlag oder Sturz dazu geführt, dass die Neuronen im Gehirn nicht mehr richtig miteinander verdrahtet sind. Bei einer COVID-19-Erkrankung verändern die durch das Virus erzeugten Entzündungen die Gehirnfunktionen. Das Endergebnis ist das Gleiche. Aber während bei einer Gehirnerschütterung vor allem das Mittelhirn betroffen ist, zeigen sich die Nachwirkungen der Entzündungen bei COVID-19 eher in anderen Bereichen. Diese Bereiche nennt man Stammhirn und Insula. Und weil das Stammhirn und die Insula hervorragende Netzwerker sind, leiden natürlich jene Netzwerkpartner im Gehirn mit, mit denen in einem gesunden Gehirn viel »Funkverkehr« besteht.

Und um genau diese Bereiche kümmern wir uns in diesem Buch und mit einem auf Sie zugeschnittenen Trainingsprogramm. Sie bauen die Netzwerke wieder auf, damit die Funkstille bald aufhören kann!

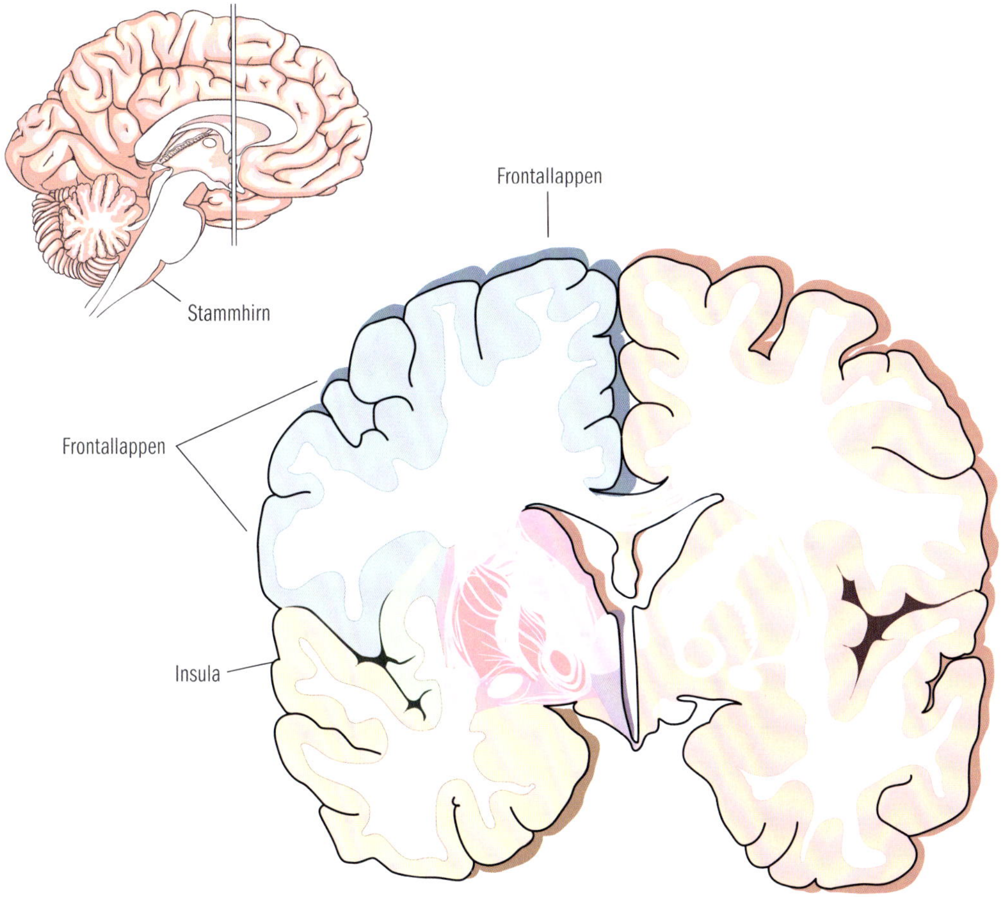

In der Insula werden alle sensorischen Reize interpretiert, woraus für uns eine Empfindung entsteht.

INSEL DER EMOTIONEN

Die bereits erwähnte Insula – auch Inselrinde oder Insellappen genannt – liegt tief und etwas versteckt im Inneren unseres Gehirns. In den letzten Jahren hat die Wissenschaft sehr viele spannende Dinge über diese Region gelernt.

Diese kleine »Insel« liegt tief im Gehirn, wie der Kern einer Frucht. Sie können sich die Insula vorstellen wie einen kreativen, zentralen Thinktank, der unser unbewusstes Spüren und Wahrnehmen auswertet, die uns zur Verfügung stehenden Ressourcen plant und verwaltet, aus allem ein Gefühl für den Moment macht und dieses Gefühl dann mit unserem bewussten Denken, Spüren und Handeln verbindet. Die Insula bündelt also viele verschiedene Information und gibt dieser Datensammlung einen Sinn, ein Gefühl, eine Emotion. Man nennt das Selbstwahrnehmung oder auch Interozeption, das bedeutet Innenwahrnehmung. Die Insula spielt auch eine wichtige Rolle in der Produktion von Wahrnehmung von Schmerzen. Menschen mit Insulaproblemen empfinden zum Beispiel einen Muskelkater viel schmerzhafter als Menschen mit einer gesunden Insula.

Was hat die Insula mit einem Dauerlauf zu tun?

Während eines Dauerlaufs bekommt der hintere Teil der Insula aus dem Körper viele Informationen aus den Sinnesrezeptoren, zum Beispiel:

- Sensoren in den Muskeln melden, dass die Spannung der Muskulatur sich permanent verändert.
- Sensoren im Innenohr melden rhythmische Änderungen der Beschleunigungsrichtung in der vertikalen Achse sowie nur leichte Veränderungen in der Richtung und Stärke der Horizontalbeschleunigung.
- Temperatursensoren melden einen Anstieg der Körperkerntemperatur.
- Die Sensoren im Magen melden keine Ausdehnung mehr.
- Auf chemische Veränderungen des Blutes spezialisierte Sensoren melden, dass der Kohlendioxidspiegel im Blut steigt und der Sauerstoffgehalt sinkt.
- Der Blutzuckerspiegel ist stark gefallen, der Insulinspiegel ebenso.

Der mittlere Teil der Insula versucht herauszufinden, was diese ganzen Einzelinformationen zusammen für eine Bedeutung haben könnten. Zudem kommen weitere Informationen dazu, nämlich die des Geschmacks- und Geruchssinns. Ohne dass Sie etwas bemerken, »spricht« der mittlere Teil Ihrer Insula mit der *Amygdala*, unserem Spezialisten für Gefahrenerkennung im Gehirn. Sie beurteilt die Gefährdungslage und spricht dann weiter mit dem *Hypothalamus*, unserer Hormonsteuerungszentrale. Diese Zentrale hat schon zehn Minuten nach Beginn des Dauerlaufs damit begonnen, die Adrenalinproduktion anzuregen, damit der Blutzuckerspiegel aufrechterhalten werden kann. Das Adrenalin hilft, die Energie für das Gehirn und die Muskeln bereitzustellen, indem es Fett- und Zuckervorräte des Körpers aus den Speichern löst. Und Adrenalin bewirkt, dass mehr Blut in die Muskeln gepumpt werden kann. Es erhöht Puls und Blutdruck. Cool - aber nur dann, wenn es wirklich wichtig ist. Auf Dauer nicht gesund. Wie Sie sehen, finden hier bereits Prozesse statt, die essenziell wichtig für die Planung und Bereitstellung von körpereigenen Reserven sind. Eine gesunde Insula macht das prima, eine ungesunde nicht, sie bringt diesen Interpretationsprozess durcheinander. Bis zu diesem Zeitpunkt haben wir aber noch nichts davon wahrgenommen. All das passiert »unter dem Radar« unserer bewussten Wahrnehmung.

Die vordere Insula ist der sozial-emotional-kognitive Teil der Insula. Dieser Bereich sagt seine »Meinung« zur Gesamtbeurteilung der Situation - und macht aus einer riesigen Menge an Daten und Informationen EINE Emotion. Das nennt man Integration. Von der vorderen Insula aus wird diese Emotion dann - Hunger, Wut, Müdigkeit zum Beispiel - an unseren Frontallappen weitergefunkt. Sein Job ist es dann, unsere Aufmerksamkeit zu lenken, Entscheidungen zu treffen, die Zukunft zu planen und im Idealfall flexibles, situationsangepasstes Verhalten zu steuern. Er erkennt also, wir bleiben bei unserem Beispiel, »Ah, wir haben Hunger«, mit dieser Info kann er etwas anfangen. Das ist der Moment, in dem wir uns bewusst werden, was überhaupt los ist! Dann können wir - mit einem funktionierenden Frontallappen, der eine präzise Zusammenfassung der Insula bekommen hat - entweder sofort eine Essenspause machen oder aber beschließen, dass wir das Hungergefühl noch eine weitere halbe Stunde aushalten. Es ist dieser Bereich, den wir trainieren können, indem wir unsere Aufmerksamkeit auf verschiedene Aspekte unseres Erlebens richten und das, was wir spüren, bewusst wahrnehmen.

Bei von Long-Covid betroffenen Menschen funktioniert dieses Zusammenspiel nicht mehr. Die Integration der Sinnesdaten ist fehlerhaft. Der Gang ins Badezimmer wird anstrengend, Süßes schmeckt plötzlich bitter. Unser Frontallappen bekommt immer nur dieselbe Fehlinformation. Aber das Leiden ist echt.

RECHTS ODER LINKS?

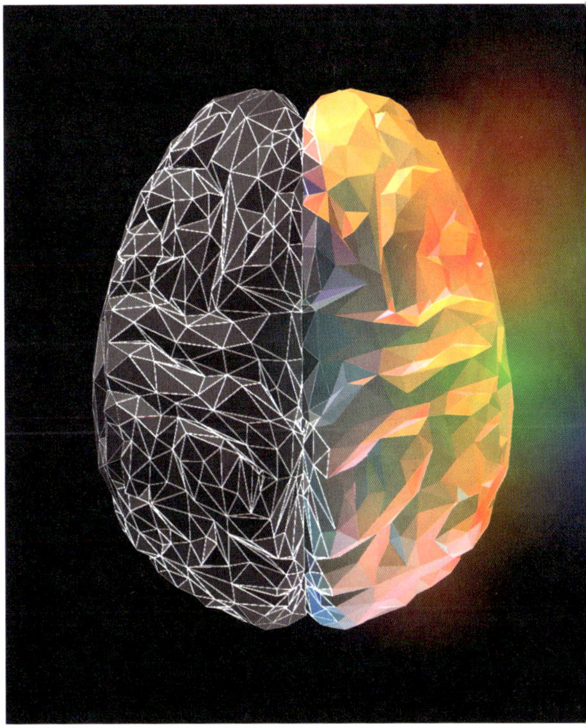

Unser Gehirn hat zwei Hälften, die sich gegenseitig ausgleichen und zusammen oder auch gegeneinander arbeiten.

Alles hat zwei Seiten. Unser Gehirn auch. Und ebenso unsere Insula. In der Bewegungssteuerung haben die beiden Gehirnhälften und die dazugehörenden Strukturen auch identische Funktionen. Die rechte Gehirnhälfte bewegt die linke Körperseite und umgekehrt. Aber wenn wir denken und Gefühle beteiligt sind, dann wird es komplizierter. Dann sind beide Seiten beteiligt. Und jede Seite gibt ihren eigenen Senf dazu. Hoffentlich. Denn wenn nicht, dann läuft es nicht rund.

Um zu einer halbwegs adäquaten Einschätzung zu kommen, wie Sie selbst in der Welt agieren, ist es hilfreich, wenn wir uns zweier funktionierender Gehirnhälften bedienen können. So ist es mit dem Stammhirn und so ist es auch mit der Insula. Aus Experimenten wissen wir, dass manche Reize oder Tätigkeiten beide Seiten der Inselrinde aktivieren, sehr viele Stimuli aktivieren aber auch nur eine Seite der Insula. Einige Studienergebnisse sind zudem nicht konsistent, zeigen gemischte Ergebnisse. Das kann bedeuten, dass es hier Unterschiede zwischen den Menschen gibt. Wir wissen schlicht noch nicht genug, um es genau sagen zu können. Was wir aber halbwegs wissen, ist, dass die linke und die rechte Insula zusammenarbeiten und wie zwei Pole agieren, die sich gegenseitig abschwächen oder perfekt ergänzen. Wie Yin und Yang, wie Feuer und Wasser. Wenn eine Seite zu wenig arbeitet, macht die andere Seite mehr, wird etwas hyperaktiv. Diese Überaktivität ist zum Beispiel bei Depressionen oder bei Angstzuständen sehr deutlich in der rechten vorderen Insula zu sehen.

Jetzt fragen Sie sich sicher: Müsste man dann also die Aktivität der rechten Insula verringern oder die der linken Insula erhöhen, damit sie besser als Gegenpol für die rechte Insula wirken kann? Gute Idee, aber genau wissen wir es nicht. »Könnte«, »würde«, »möglicherweise«, »vielleicht«, das sind die Wörter, die man in den Studien immer beachten muss. Es gibt Hinweise darauf, dass es so sein könnte, aber niemand weiß es genau. Es ist nicht kompliziert, es ist sehr komplex.

Ich habe schon mehrmals mit Menschen trainiert, deren Symptome alle in genau eine Richtung und auf eine Gehirnseite zeigten. Auch meine Testbatterie zeigte die Probleme eindeutig auf einer Seite auf. Im praktischen Training jedoch stellte sich heraus, dass die Vorannahmen und Vortestergebnisse ziemlich wertlos waren, denn die Klienten zeigten keine Verbesserungen durch Aktivierung der vermeintlich »eindeutigen« Seite. Es war die Gegenseite, die funktionierte.

ENTZÜNDUNGEN IN UNSERER »ZENTRALE«

Untersuchungen zeigen, dass das Stammhirn von Entzündungen stark betroffen ist. Das Stammhirn ist so etwas wie unser Autopilot, die Steuerungszentrale für alle Dinge, die automatisch funktionieren müssen, damit wir im Alltag zurechtkommen: Reflexe, Atmen, Atemrhythmus und -tiefe, Augenbewegungen, Mimik, Bewegungen im Magen und im Darm, Herzschlag, riechen, schmecken, schlucken, sprechen und singen, also Töne erzeugen, Gleichgewicht halten, hören, Muskelspannung so regulieren, dass wir nicht umfallen und stabil sind, Blutdruck regulieren.

Eine wichtige Rolle dabei spielen die zwölf Hirnnerven, die alle ganz bestimmte Funktionen haben. Die meisten der Hirnnerven haben mehr als nur einen Job. Sie empfangen Informationen aus dem Körper, bringen also Daten ins Gehirn, sie senden aber auch steuernde Informationen aus und bewegen Muskeln und Drüsen. Die Bewegungen, die sie erzeugen, sind für uns »normal und automatisch«. Das Stammhirn – zusammen mit seinen Netzwerken – macht das permanent für uns.

All diese komplizierten Regelungsprozesse mit Rückkopplungen und Aktivierungen und Hemmungen finden in Haufen von Zellkernen im Stammhirn statt. Und wenn diese Kernbereiche des autonomen Nervensystems von Entzündungen betroffen sind oder waren, dann können sie ihren Job nicht mehr so gut machen. In der Medizin spricht man dann von autonomer Dysregulation. Durch COVID-19 ausgelöste Entzündungen haben die Verbindung und das Zusammenspiel der Nervenzellen und Zellkerne und deren Verbindungen mit anderen Gehirnbereichen verändert – das ist das Problem!

Bei dem schon erwähnten Splitter im Finger ist jedem klar, wie wir ihn wieder gesund pflegen und trainieren. Splitter raus, entzündungshemmende Salbe drauf, dann anfangen zu bewegen. Wird schon wieder. Aber kaum jemand weiß, wie wir das Stammhirn oder die Insula gesund machen und trainieren können. Salbe und Bewegung funktionieren hier nicht so gut. Aber aktivieren und trainieren, das geht sehr gut!

UNSER GEHIRN MACHT IMMER DREI DINGE

Die folgende Erklärung ist sehr vereinfacht, aber im Grunde richtig und nützlich, um das Training zu verstehen und die Übungen im Buch richtig anzuwenden:

1. Das Gehirn empfängt Daten (über den Körper und die Umgebung).

Diese Daten, wir nennen sie Inputs, werden von Messfühlern, den sogenannten Rezeptoren, aufgenommen. Diese Rezeptoren befinden sich zum Beispiel in den Schichten der Haut, in unseren Muskeln, den Sehnen und Bändern, sogar in den Knochen. Diese Art von Rezeptoren liefern unserem Gehirn Informationen über die Bewegung der Gliedmaßen und ihre Lage zueinander. Wir haben auch Rezeptoren für chemische Veränderungen im Körper und für Temperaturveränderungen.

Beispielsweise verändern wir durch unsere Atmung den pH-Wert unseres Blutes, und diese pH-Veränderungen steuern wiederum das Atemsystem. Auf der Netzhaut unserer Augen haben wir Fotorezeptoren, die lichtsensibel sind und Input für das visuelle System geben. Und im Innenohr wohnen die Fühler für Schallwellen und die hoffentlich hochsensiblen Sensoren für Beschleunigung und Schwerkraft – die Taktgeber unseres vestibulären Systems.

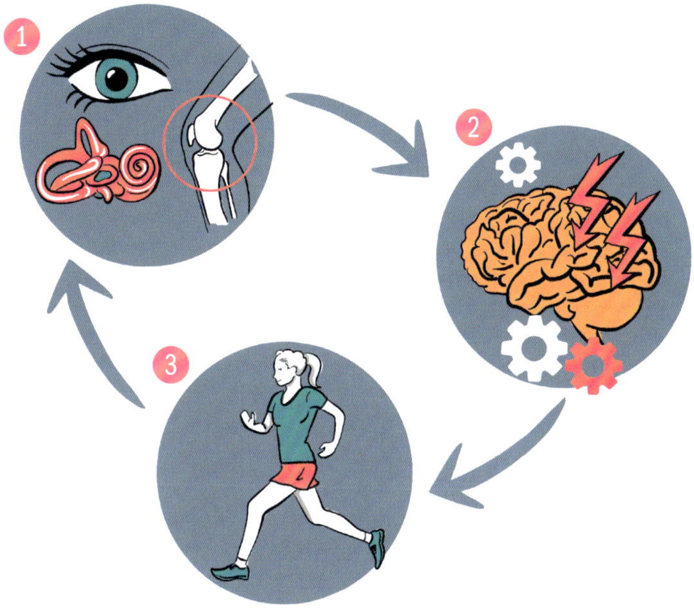

Der Kreislauf – 1. Input empfangen, 2. Input interpretieren und entscheiden, 3. Output produzieren stimuliert unablässig unsere mentalen Kompetenzen.

2. Das Gehirn verarbeitet und interpretiert diese Inputs und entscheidet.

Wie die Chefin einer größeren Firma, die permanent die Berichte aus den verschiedenen Standorten und Abteilungen ihres Unternehmens auf Vollständigkeit überprüft und auswertet, so arbeitet auch unser Gehirn. Es entscheidet anhand der Datenlage und der Datenverarbeitung, was als Nächstes getan wird. Das passiert alles »unter dem Radar« unserer bewussten Wahrnehmung.

3. Das Gehirn produziert einen »Output«.

Ein Output kann vieles sein: eine absichtliche oder unabsichtliche Bewegung in einer bestimmten Qualität, Symmetrie oder Asymmetrie, eine schnelle oder langsame, eine kraftvolle oder gehemmte, verkrampfte Bewegung, ein emotionaler Ausbruch. Ein Output kann auch sein, dass uns etwas wehtut – Schmerzen sind auch ein Output unseres Gehirns. Auch unsere Verdauung ist ein Output unseres Gehirns. Oder unregelmäßiger Herzschlag, hoher oder niedriger Blutdruck. Oder die Ausschüttung von Hormonen und die Funktion des Immunsystems. Auch das Gefühl von extremer Müdigkeit und »etwas nicht riechen können« oder »etwas nicht schmecken können« – all das sind Outputs unseres Gehirns.

Diese drei Dinge – Input empfangen, verarbeiten und interpretieren, Output produzieren – passieren permanent. Sie sind ein sich permanent selbst neu erschaffender Kreislauf. Neue Bewegungen oder Stimulierungen erzeugen neue Inputs, die wiederum empfangen und interpretiert werden, darauf basierend entscheidet das Gehirn wieder, was zu tun ist, und produziert einen neuen Output, der wiederum neue Inputs erzeugt und so weiter. Wie es Ihnen geht, wie Sie sich fühlen und wie leistungsfähig Sie sind, ist eine Frage des Output Ihres Gehirns.

Wie sieht es im Alltag aus? Meist ist es so, dass wir Dinge, die wir verbessern möchten, wieder und wieder mit bewusster Anstrengung und

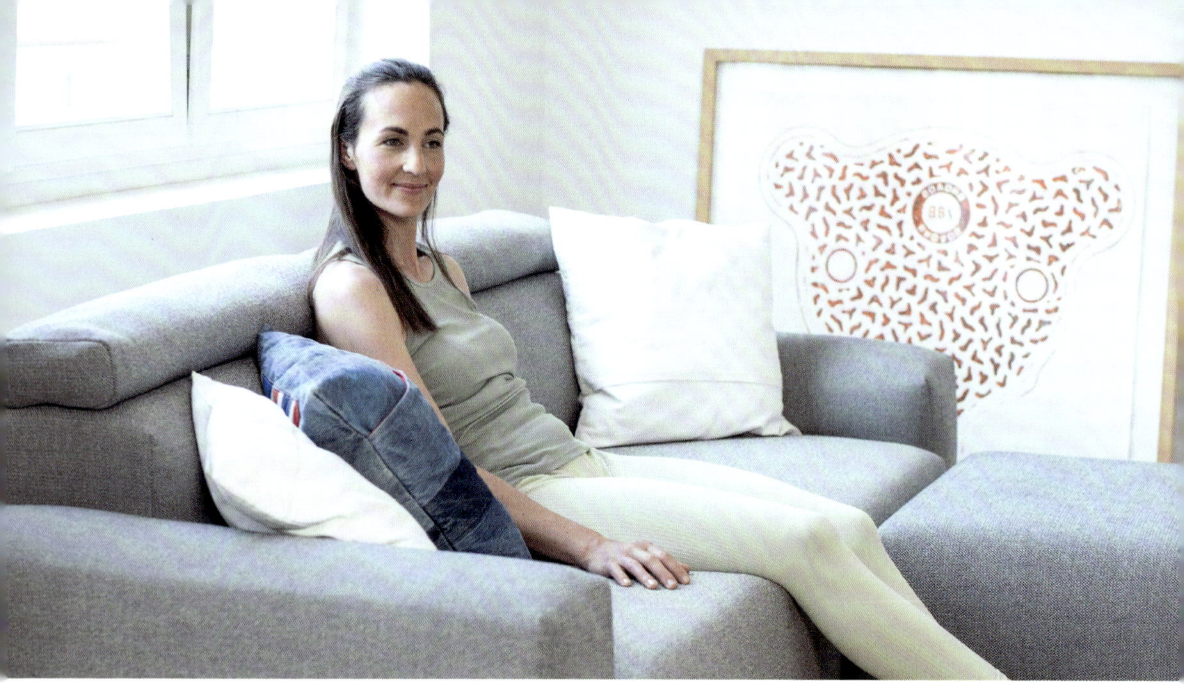

Ausruhen nicht vergessen!

bewusster Kontrolle üben. Ich habe keine Ausdauer, also trainiere ich meine Ausdauer, indem ich jogge oder Fahrrad fahre. Ich rieche nichts, also trainiere ich zu riechen. Das Kind liest schlecht, also übt es, indem es mehr liest. Wir versuchen, den Output zu verbessern, indem wir den Output trainieren. Wenn sich keine nachhaltigen Verbesserungen erzielen lassen, sollten wir die Strategie des »mehr vom Gleichen« ändern und stattdessen überlegen, ob es nicht sinnvoll wäre, die Inputs zu verändern, damit unser Gehirn es leichter hat, einen guten Output zu produzieren. Entscheidend ist, Ihrem Gehirn jetzt wieder die richtigen Inputs in der richtigen Reihenfolge zu geben. Dann kann es lernen, diese Inputs wieder besser zu verarbeiten und ein besseres Ergebnis zu erzeugen.

NUR ÜBERLEBEN ODER SCHON LEISTUNG?

Der wichtigste Job unseres Gehirns? Überleben! Es gibt nichts, was unserem Gehirn wichtiger ist, als unser Überleben zu sichern! Prima, oder? Das heißt aber auch: Überleben ist unserem Gehirn wichtiger, als zu arbeiten oder uns zu bewegen, viel wichtiger als Joggen oder Radfahren oder eine Treppe hinaufzulaufen. Alles neuronale Spielereien, aber nicht wirklich systemrelevant. Wir haben einen Haufen Überlebensreflexe, aber keine Reflexe für die Dinge, die wir gerne tun. Wir haben nur Reflexe, die unser Überleben sichern.

Der erste wichtige Punkt: Unser Gehirn lässt uns alle Bewegungen nur dann ohne Probleme und mit voller Kraft und Ausdauer ausführen, wenn es der Meinung ist, dass diese Bewegungen auch tatsächlich sicher sind. Und ob diese Tätigkeiten sicher sind, hängt – für unser Gehirn – von der Qualität und der Interpretation der Inputsignale ab. Und von der Vorhersage, die es daraus modelliert. Unser Gehirn macht nämlich permanent Vorhersagen über die unmittelbare Zukunft. Um Sicherheit und Überleben zu gewährleisten, reicht es nicht aus, rein deskriptiv, also die momentane Situation beschreibend, zu arbeiten: Das ist einleuchtend, oder? Wenn das Gehirn uns erst dann vor Gefahr warnt, wenn wir die Krallen des Tigers schon auf der Brust spüren, dann ist es definitiv zu spät. Ein Erdbebenfrühwarnsystem ist kein Frühwarnsystem, wenn es die Menschen erst dann warnt, wenn die Häuser bereits zusammenstürzen.

Der zweite wichtige Punkt: Je besser die Signale sind, die unser Gehirn von allen Rezeptoren bekommt, desto leichter tut es sich mit der Verarbeitung und mit einer guten Vorhersage. Das Gehirn nimmt nämlich dieses riesige Datenset und vergleicht es mit den gespeicherten Informationen vorheriger Erfahrungen. Dann entscheidet es, ob sie SICHER oder NICHT SICHER sind. Wenn Ihr Gehirn eine kommende Situation als SICHER einschätzt, dann wird es Ihre Muskulatur lockern, den Atemrhythmus reduzieren, Ihren Herzschlag situationsangemessen regulieren, Ihre Gelenke sich in voller Bewegungsweite bewegen lassen. Wenn das Gehirn jedoch eine kommende Situation als NICHT SICHER einschätzt, dann wird es die Spannung der Muskulatur, die Atemfrequenz und die Pulsfrequenz erhöhen, ebenso ist es möglich, dass Sie Schmerzen, Atemnot, Schwindel oder starke Müdigkeit empfinden. Ihr mentaler Zustand kann sofort vom Gehirn beeinflusst werden: Sie spüren Angst. Und wenn dauerhaft NICHT-SICHERE Zustände detektiert werden, dann können sogar Depressionen entstehen. Das alles dient dazu, eine mögliche bedrohliche Situation zu vermeiden und mehr Sicherheit, also bessere Überlebenschancen zu erreichen.

Dies gilt zum Beispiel für alle Menschen, deren Atemtätigkeit über einen längeren Zeitraum durch eine Krankheit wie COVID-19 beeinflusst wurde. Nicht nur die Biochemie der Atmung, auch die Atemmechanik der Muskulatur und die gewohnten Atemrhythmen wurden verändert. Wir wissen, dass der Prozess des Atmens zu großen Teilen im Atemzentrum im Stammhirn reguliert wird, sowohl die Tiefe als auch die Frequenz und der Atemrhythmus. Wurden die Aktivierungsmuster dieser regelnden Bereiche für längere Zeit verändert, dann haben die Nervenzellen dieser Bereiche weniger oder anders miteinander zusammengearbeitet. Zum Atmen brauchen wir Muskeln. Die Muskeln erzeugen die Atembewegung. Bewegungen kann man lernen oder verlernen. Bewegungsmuster werden durch Wiederholungen gelernt. Und wir machen 20.000 solcher Atembewegungswiederholungen am Tag. Ein paar Tage mit schlechten Atembewegungen durch das Coronavirus, bei 20.000 sehr eingeschränkten Atemzügen am Tag – da dauert es nur ein paar Tage, bis ein neues, ungünstiges Bewegungsmuster »gelernt« ist, inklusive aller negativer Erinnerungen an diese für Sie sicher nicht sehr spaßige Zeit.

»BREMSEN LÖSEN!«

Wenn wir also – ganz allgemein – unsere Leistung verbessern, Bewegungen verbessern oder auch Schmerzen verringern wollen, dann müssen wir die Wahrnehmung von Sicherheit erhöhen und die Wahrnehmung von Gefahr verringern. Zuerst müssen wir die Bremsen finden, dann können wir sie lösen. Aber wie finden wir die Bremsen? Welche Inputs müssen wir verbessern? Es gibt dafür keine Standardlösung und keinen Mustertrainingsplan. Aber: Diese Fragen werden Sie nach dieser Lektüre selbst beantworten können!

TRAINING ALS MEDIZIN

Training ist wie ein Medikament. Training kann Ihre »inneren« Bremsen lösen! Und man kann Training völlig versauen, genauso, wie man sich mit einem Medikament, das potenziell gesund machen kann, mit einer Überdosis umbringen kann. Viele Menschen denken zu wenig über diese Tatsache nach.

Individuelles Gehirn – individuelles Training

Unsere Gehirne und unsere Körper ähneln sich, sind im Detail aber genauso individuell und verschieden wie unser Fingerabdruck. Denn wir leben alle unterschiedliche Leben, haben unterschiedliche oder gar keine Trainingserfahrungen gemacht, ernähren uns unterschiedlich, haben unterschiedliche Hormonspiegel, haben unterschiedliche Verletzungen erlitten, Unfälle erlebt, Krankheiten besiegt, der Corona-Krankheitsverlauf war bei jedem anders … kein von Long-Covid betroffener Mensch hat die gleichen Symptome.

Führt man sich das vor Augen, so sollte klar werden, dass ein und derselbe Trainingsplan oder ein und dieselbe Übung natürlich nicht für alle Menschen gleich gut funktionieren kann. Mir ist das sehr bekannt, weil ich viel mit Spitzensportlern gearbeitet habe und selbst einer war. Gute Trainer wissen, dass Training individualisiert werden muss.

Eine Medizin für Sie gibt es nicht von der Stange. Nicht für Ihre individuellen Probleme. Heute nicht und vermutlich auch in einigen Jahren noch nicht. Die gute Nachricht ist: Sie müssen nicht warten. Sie können Ihr Gehirn *jetzt* trainieren, stimulieren, verändern, regenerieren und wieder fit machen. Das ist Arbeit. Sie müssen dafür denken wie ein Athlet. Wie im Sport sollten Sie ein paar Grundregeln befolgen und natürlich die für Sie persönlich richtigen Trainingsübungen auswählen. Klar ist auch, dass wahrscheinlich kein anderer Mensch auf der Welt genau die gleichen Symptome hat wie Sie. Jeder Krankheitsverlauf ist etwas anders, jede Entzündungsausbreitung ist etwas anders. Deshalb ist es sehr wichtig, dass Sie Ihr Training auch individuell gestalten. Ein gewöhnliches Training wird bis zu einem gewissen Punkt helfen, aber weil es nicht auf Ihre Probleme zugeschnitten ist, kann es leider auch nicht mehr

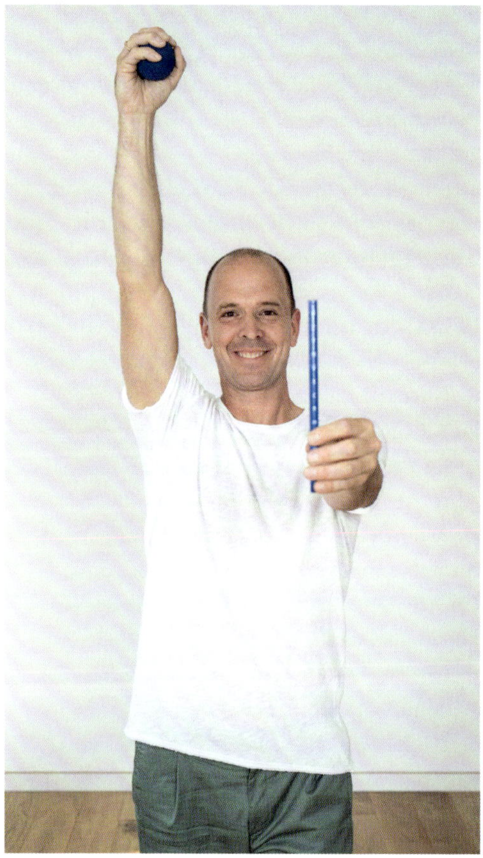

Individualisierte Übungen sind maßgeschneidert und so besonders effektiv.

leisten. Das müssen Sie selbst machen. Sie sind Ihre eigene, sehr kleine persönliche Versuchsgruppe.

JEDER BRAUCHT SEIN EIGENES TRAININGSPROGRAMM

Sie bekommen hier keinen fertigen Trainingsplan. Und auch keine magische Pille, die den Job wie von selbst für Sie macht. Komplexe Probleme haben selten einfache Antworten. Das ist die Realität. Menschen sind einfach zu verschieden. Sie müssen selbst aktiv werden! Bleiben Sie hartnäckig. Bleiben Sie dran. Täglich mehrmals kurze Trainingseinheiten zu absolvieren, ist eine Gewohnheit, die Sie etablieren sollten. Haben Sie Geduld mit sich selbst, auch wenn es ein wenig dauert. Ich gebe Ihnen später ein paar Tipps, die dabei helfen.

In diesem Sinne: Sehen Sie dieses Buch bitte als einen Startpunkt. Es ist nicht der schwarze Gürtel. Es ist nicht das In-6-Wochen-fit-Programm. Sie werden jedoch auf alle Fälle lernen, bessere Entscheidungen für Ihr Training und Ihren Rehabilitationsprozess zu treffen. Und Sie werden die Gehirnbereiche gezielt trainieren, die im Moment Ihr Wohlbefinden beeinträchtigen. Es wird Ihnen bald besser gehen.

Um das Training auf Sie und Ihre Symptome individuell abzustimmen, haben wir vier Symptomgruppen, in die Sie sich später einordnen werden. Aber das ist noch nicht genug. Sie werden jede einzelne Trainingsübung daraufhin überprüfen, ob sie für Ihr Nervensystem sinnvoll und hilfreich ist. Ich werde Ihnen Tests vorstellen, mit denen Sie das überprüfen können.

BLEIBEN SIE DRAN!

Das Testen und Re-Testen der Übungen ist ein wichtiger Teil des Trainingsprozesses. Bitte gehen Sie neugierig, aufmerksam, präzise und mit einer experimentierfreudigen Haltung an die Tests heran.

MINDSET – DIE RICHTIGE MENTALE EINSTELLUNG

Mindset – das ist neudeutsch für »mentale Einstellung«. Die grundsätzliche mentale Haltung und Ihre Einstellung zu dem Trainingsprozess sind von nicht zu unterschätzender Bedeutung.

Wenn es uns schlecht geht, dann neigen wir dazu, die Welt und das Leben negativer zu beurteilen, als es ist. Schnell beginnen kreisende Gedanken: Was ist, wenn das so bleibt? Was passiert, wenn ich nicht mehr arbeiten kann? Was passiert mit den Kindern? Wer zahlt die Miete? Wer macht meinen Job? Das wiederholte gedankliche Vorstellen einer negativen Zukunft ist absolut nicht hilfreich für einen guten und schnellen Heilungsprozess.

Der einfachste und schnellste Weg, sich neues Verhalten anzugewöhnen – und darum geht es ja, wenn sie beginnen zu trainieren –, ist es, die Identität eines gesunden Menschen anzunehmen. Die Identität eines Athleten. Es klingt sehr einfach, und das ist es auch.

Handeln wie ein angehender Olympiasieger

Für Kinder ist diese Art des Denkens völlig normal: »Ich bin Superman und du bist Batman« – und schon beginnt ein fantastisches Spiel mit ungeahnten Möglichkeiten. Der mentale Rollenwechsel erzeugt kreatives, assoziatives Denken, bei dem völlig neue Ideen und Optionen entstehen, die jenseits der eigenen, gewohnten Erfahrungswelt liegen. Und genau das wollen wir erreichen.

Fragen Sie sich: Welcher Mensch will ich in Zukunft sein? Welche Eigenschaften möchte ich haben? Schreiben Sie sich Ihre Gedanken dazu auf.

Negative Gefühle sind, wie Salz in eine offene Wunde zu streuen. Negative Gedanken erzeugen negative Gefühle, und ein negatives Gefühl

NEURO-TIPP: **Spielen Sie Gedankenpolizei**

- Sobald Sie sich eines negativen Gedankens bewusst werden, geben Sie sich selbst den Befehl: »STOP!« Geben Sie sich diesen Befehl ruhig mehrmals und sagen Sie ihn laut zu sich selbst, sodass Sie ihn hören.
- Akzeptieren Sie, was Sie nicht kontrollieren können.
- Konzentrieren Sie sich auf das, was Sie gerade tun, zum Beispiel auf dieses Buch oder die Trainingsübung, die Sie gerade ausführen.
- Tun Sie etwas, was Sie Ihrem Ziel einen Schritt näher bringt. Zum Beispiel, die Trainingsmittel im Internet zu bestellen oder Orangensaft einzukaufen, den sie brauchen werden.
- Gehen Sie in die Aktion. Machen Sie die nötige Arbeit. Denken Sie nicht nur drüber nach.

erzeugt mehr negative Gedanken. Es ist ein Teufelskreis. Aber das Gegenteil zu tun, also positive Gedanken wiederholt und zwanghaft aufzusagen, funktioniert nicht für alle Menschen. Für bereits erfolgreiche Sportler ist die Studienlage recht gut, für Menschen, die krank sind oder in Krisen stecken, sieht es schlecht aus. Positives Denken funktioniert für sie nicht. Für sie ist es ein besserer Weg, diesen Kreislauf zu durchbrechen, indem sie sich zunächst bewusst machen, was sie denken. Das ist ein bisschen so, wie Gedankenpolizei zu spielen.

Versuchen Sie, möglichst häufig Dankbarkeit zu empfinden. Das hört sich vielleicht seltsam an, aber es verändert die Konzentration der Botenstoffe im Gehirn und reduziert tatsächlich unsere Entzündungswerte im Körper. Denken Sie an die vielen großen und kleinen Dinge in Ihrem Leben, für die Sie dankbar sein können. Das können unterstützende Beziehungen sein, Familie, Kinder, oder auch Opfer oder Beiträge, die andere für Sie erbracht haben, oder Erinnerungen an schöne Momente.

Ermöglichen Sie sich, kleine Erfolge zu haben und so täglich mindestens ein positives Gefühl in sich selbst zu spüren! Feiern Sie diese kleinen Erfolge, vielleicht mit einem kleinen, selbstaufmunternden »Yes!« und einer Siegesgeste, als ob Sie ein wichtiges Tor geschossen hätten! Ernsthaft!

Denken Sie daran: Auch die mentalen Übungen wie das Bemühen, bestimmte Gedanken und Gefühle zu erzeugen, sind pures Gehirntraining! Das ist kein Hokuspokus, sondern Sie erzeugen durch das wiederholte Denken Gehirnaktivierungen – also mehr Durchblutung und langfristig physische, messbare Veränderung Ihres Gehirns – in genau den Bereichen, die durch die viral erzeugten Entzündungen nicht so funktionieren, wie sie sollten. An etwas zu denken, für das Sie dankbar sind, ist für Ihr Gehirn aktive Pflege, Rehabilitation und Training für die ungesunden Gewebebereiche in Ihrem Gehirn! Und Training braucht viele Wiederholungen, damit es wirkt. SO funktioniert Training. Ihr Denken beeinflusst Ihre Gesundheit. Unterschätzen Sie nicht die Kraft der Gedanken!

TRAUMATISCHE ERFAHRUNGEN – DAS GEHIRN IM SCHOCKZUSTAND

Die Kraft der Gedanken nicht zu unterschätzen, trifft auch auf negative Gedanken und Erfahrungen zu. Sofort nach einer sehr bedrohlichen Erfahrung – das kann ein Unfall, ein Überfall aber auch eine Krankheit, ein Klinikaufenthalt oder künstliche Beatmung sein, wie Sie es vielleicht erlebt haben – geht der Körper im Normalfall durch eine kurze Phase der Stressverarbeitung, die geprägt ist durch schnell steigende Herzfrequenz und Muskelzittern, frieren, weinen, schreien. Wenn Menschen in diesen Momenten Zuwendung von freundlichen Menschen bekommen, beruhigen sie sich normalerweise schnell. Das Trauma entsteht, wenn Menschen zu lange im Stresszustand bleiben, und auch, wenn die natürliche Beruhigung durch Medikamente gehemmt wird oder eben der soziale Kontakt fehlt. Ein Trauma kann dazu führen, dass sowohl das Gehirn als auch der Körper ihre Dienste versagen. Einem Totstellreflex gleich, versucht unser Gehirn, Energie zu sparen, indem es keine Energie mehr zur Verfügung stellt. Man nennt diesen Zustand »Freeze«, und er kann dann eintreten, wenn das Ausagieren von Flucht- oder Kampfreaktion nicht möglich ist.

Viele der schwer an COVID-19-Erkrankten haben diese Situation erlebt, haben erlebt, wie es sich anfühlt, in Quarantäne im Krankenhaus zu sein, voller Angst, ohne Kontakt zu den engsten Bezugspersonen, betreut von Menschen in Schutzanzügen, vielleicht sogar intubiert und auf der Intensivstation. Einige wurden in den Lockdown entlassen, der für die Genesung so wichtige soziale Kontakte weiter stark einschränkte. Eine Situation, die nicht gerade zu optimaler Heilung und Erholung beiträgt. Sie als Betroffene und Betroffener können das sicher nachvollziehen oder haben selbst diese schmerzliche Erfahrung machen müssen.

Soziale Kontakte sind wichtig für Herdentiere wie uns Menschen. Und um soziale Kontakt herstellen zu können, müssen wir uns bewegen. Bewegung im tatsächlichen und im übertragenen Sinne: Körper und Geist müssen bewegt werden. Mit den Übungen in diesem Buch werden Sie einen Schritt in die richtige Richtung machen.

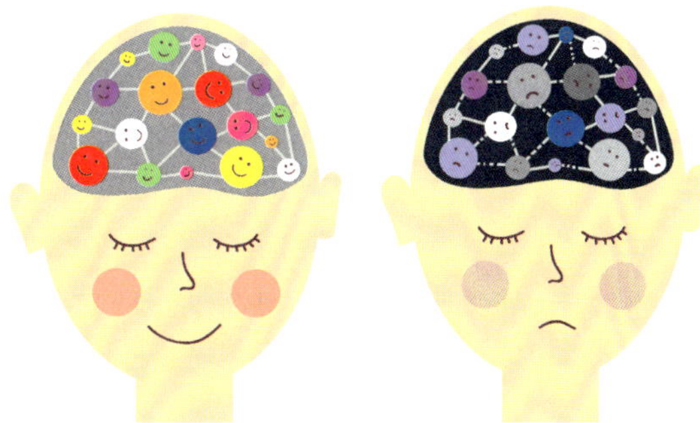

Step by step zu einer gesunden mentalen Einstellung.

NEURO-TIPP: **Jeden Tag ein kleiner Sieg**

Einen »kleinen Sieg« oder ein gutes Gefühl bekommen Sie durch

- ein leichtes Training, am besten mit denen von Ihnen selbst getesteten Übungen in diesem Buch.
- ein Sonnenbad.
- ein Treffen mit lieben Menschen zum gemeinsamen Lachen und Gedankenaustausch.
- Berührungen, Massagen, Akupunktur, Umarmungen.
- das Hören von Musik.
- Bewegung zu Musik, wippen, schaukeln, tanzen.
- künstlerische Arbeit, musizieren, singen, malen, zeichnen.
- ein nährstoffreiches Essen.
- Sex.
- eine Eintragung in Ihr Trainingstagebuch.

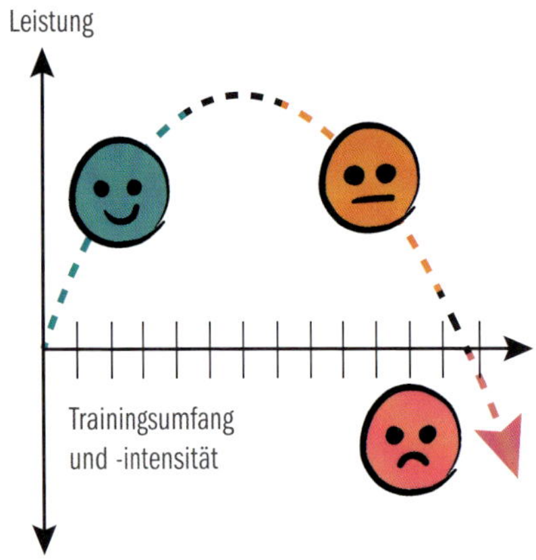

Die minimal effektive Dosis: wenig Arbeit, viel Effekt.

NO PAIN, NO GAIN?

Sie kennen diesen Spruch vielleicht. Getreu dem Motto: Was uns nicht umbringt, macht uns härter – doch das ist vollkommender Unsinn. Training muss weder besonders hart sein noch muss es wehtun, damit es erfolgreich ist. Die Denkweise stammt von Menschen, die glauben, dass etwas Schlechtes eine gute Wirkung haben kann. Dieses Konzept nennt man »Hormesis«, und es ist in den Trainingswissenschaften und in der Medizin mit großer Überzeugung weit verbreitet. Doch verursacht es dabei unnötigen Schaden. Unnötig, weil es auch anders geht. Deshalb ist es wichtig, dass Sie in Bezug auf Ihr Training nicht so denken. Beschäftigen wir uns lieber mit dem Konzept der minimaleffektiven Dosis:

Ihr Training verläuft dann optimal, wenn Sie im grünen Bereich sind (siehe Abbildung). Wenn Sie zu lange trainieren oder zu viele Wiederholungen machen, dann kann Training schaden. Wenn Sie selten trainieren, dann werden Sie wenig Effekte haben. Wie Sie richtig dosieren, finden Sie durch die Test-Re-Test-Methode heraus! Deshalb ist es sehr wichtig, dass Sie diese Methode immer einsetzen. Für das Training in diesem Buch ist die Frequenz entscheidend: Lieber 6 x für zehn Minuten als 1 x für 60 Minuten trainieren! Sie müssen Ihrem Gehirn regelrecht auf den Wecker gehen mit einem andauernden Training. Nur durch die hohe Frequenz und Ihren Fokus auf das, was Sie tun, kapiert Ihr Gehirn, dass es sich anpassen soll.

Es gibt einen weiteren, motivationalen Grund dafür, eine minimaleffektive Dosis zu wählen: Wenn man sein Training immer zu hart und anstrengend gestaltet und sich danach schlechter fühlt als vorher, dann merkt sich das unser Nervensystem – mit dem Effekt, dass wir mitunter immer weniger Lust verspüren, das Training zu wiederholen. Wenn wir hingegen aufhören, wenn es am schönsten ist, wenn wir sozusagen mit wenig Kosten viel Nutzen erreichen, dann ist es ein guter Zeitpunkt, um ein Training zu beenden. Mit einer minimalen Dosis die Leistung zu verbessern und sich nach dem Training besser zu fühlen als zuvor – das ist eine schöne Belohnung. Und die Verhaltensforschung zeigt, dass Belohnungen uns dabei helfen, eine Gewohnheit zu entwickeln.

DIE RICHTIGE AKTIVIERUNG

Dieses Neulernen oder Umorganisieren nennt man Neuroplastizität. Die Neuroplastizität funktioniert in beide Richtungen – positiv wie negativ. Funktionen verändern sich. Plastische Veränderungen können negative Folgen haben (wie bei Ihnen durch die Covid-Infektion geschehen). Wenn nämlich Neuronen nicht mehr miteinander kommunizieren können, nicht mehr »feuern«, dann werden ihre Verbindungen schwächer. Die Signalqualität wird schwächer, die Verarbeitung der Signale wird konfus. Etwas Süßes schmeckt plötzlich bitter. Eine Treppe zu steigen wird gefühlt so anstrengend wie ein Marathonlauf. Das ist bei Ihnen passiert, weil in den betroffenen Gehirnbereichen Entzündungen dazu geführt haben, dass zu wenig »Treibstoff«

im Gewebe verarbeitet werden konnte. Außerdem hat die Aktivierung gelitten. Mitunter gab es – durch die Bettlägerigkeit – für ein paar Tage oder Wochen fast keine Aktivierung. All das – Entzündung, Treibstoffmangel und fehlende Aktivierung – hat dem Gewebe in Ihrem Gehirn keinen Gefallen getan. Jetzt drehen wir den Spieß um: Denn Neuroplastizität ist keine Einbahnstraße!

SORGEN SIE FÜR GENÜGEND »TREIBSTOFF«!

Das ist wichtig: Wenn wir nur aktivieren, ohne dass genügend Treibstoff vorhanden ist, dann erzeugen wir irgendwann mehr Probleme. Unser Gehirn braucht als Treibstoff Sauerstoff (O_2) und Glukose, also Zucker. Die O_2-Versorgung stellen wir mit den Übungen im Kapitel »Atmung« sicher. Und Zucker? Ja, tatsächlich ist unser Gehirn eine Zuckerverbrennmaschine par excellence! Es verbraucht ca. 1/3 unserer Kohlenhydratzufuhr, obwohl es nur zweieinhalb Pfund wiegt! Toll, oder? Das bedeutet aber im Umkehrschluss: Wenn Sie zu wenig Kohlenhydrate/Zucker zu sich nehmen und Ihr Gehirn zu wenig Zucker bekommt, dann schaden Sie der Stoffwechselsituation in Ihrem Gehirn, und seine Funktion leidet.

Wenn Sie zum Beispiel etwas Neues lernen – und das haben Sie schon mit dem Beginn dieser Lektüre –, dann ist der Glukosebedarf in Ihrem Gehirn noch mal erhöht! Lernen, natürlich auch das aufmerksame und genaue Durchführen von Trainingsübungen, ist energetisch hoch anspruchsvoll. Deshalb stellen Sie bitte sicher, dass Sie Ihr Training immer mit Atemübungen und idealerweise einem Glas Orangensaft beginnen.

Sie werden mehrere solcher Mini-Trainingseinheiten am Tag machen müssen. Die Atemübungen und der Orangensaft sind Pflicht vor jedem Mini-Training.

WARUM ORANGENSAFT?

- Weil er Fruchtzucker enthält und dadurch Ihr Blutzuckerspiegel länger konstant bleibt.
- Weil er neben dem Fruchtzucker sehr viele Nährstoffe enthält, die Sie dringend brauchen, um gesund zu sein oder zu werden.
- Weil er das Wachstum schlechter Darmbakterien kontrolliert.
- Weil er am meisten Antioxidantien enthält.
- Weil er das Risiko von Herz-Kreislauf-Erkrankungen reduziert.
- Weil er gegen Krebs hilft.
- Weil er Entzündungswerte reduziert

... und weil er ungefähr 100 weitere Sachen positiv beeinflusst. Glauben Sie mir, es gibt tatsächlich nichts Besseres. Sie müssen den Orangensaft nicht unbedingt frisch pressen. Aber es sollte ein guter 100 % Direktsaft sein.

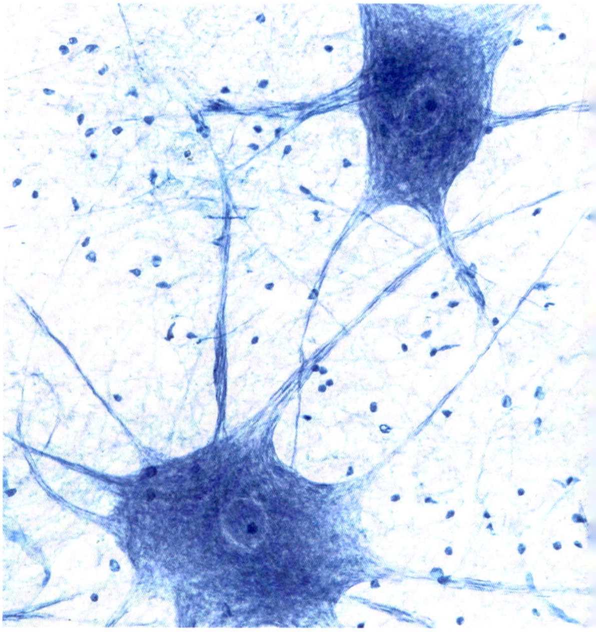

Neben Aktivierung brauchen Neuronen Treibstoff, um gesund zu werden: Sauerstoff und Zucker.

Der Check: Das Trainingstagebuch

Champions führen ein Trainingstagebuch. Sie werden keinen Olympiasieger finden, der nicht über viele Jahre dokumentiert hat, was er trainiert hat. Genauso sollten Sie als zukünftiger Long-Covid-Besieger ein Trainingstagebuch führen. Das Tracking beginnt mit dem Feststellen des momentanen Status. Dafür haben Sie zu Beginn des Buches die offizielle und weit verbreitete Post-Covid-Functional-Statusskala ausgefüllt und so die Auswirkungen Ihrer COVID-19-Erkrankung auf Ihr Leben grob eingeschätzt (vgl. Seite 16).

Die nun folgenden Fragen sind konkreter und beziehen sich auf die letzten zwei Wochen. Es ist wichtig, dass Sie diese Fragen beantworten, damit Sie für sich selbst in den folgenden zwei, vier, sechs und acht Wochen Ihren eigenen Fortschritt schwarz auf weiß dokumentiert nachverfolgen können.

Ich war/bin eingeschränkt bei anstrengenden Sportarten oder schwerer Arbeit?

Nein ☐
Etwas eingeschränkt ☐
Stark eingeschränkt ☐

Bei Hausarbeit wie Staubsaugen, Kochen, Gartenarbeit?

Nein ☐
Etwas eingeschränkt ☐
Stark eingeschränkt ☐

Bei leichten sportlichen Tätigkeiten wie Yoga, Golf, Kegeln?

Nein ☐
Etwas eingeschränkt ☐
Stark eingeschränkt ☐

Hinaufsteigen von mehreren Stufen oder Etagen?

Nein ☐
Etwas eingeschränkt ☐
Stark eingeschränkt ☐

Dauerhafte Konzentration bei der Arbeit/Studium/Schule?

Nein ☐
Etwas eingeschränkt ☐
Stark eingeschränkt ☐

Bei Körperpflege und Anziehen?

Nein ☐
Etwas eingeschränkt ☐
Stark eingeschränkt ☐

Ist Ihr Schlaf erholsam und erfrischend?

Nein ☐
Etwas eingeschränkt ☐
Stark eingeschränkt ☐

Mussten Sie Ihr Arbeitspensum reduzieren?

Immer ☐
Meistens ☐
Häufig ☐
Manchmal ☐
Selten ☐
Nie ☐

KÖRPERLICHE PROBLEME

Wie oft hatten Sie Schmerzen oder Schwäche?

- Immer ☐
- Meistens ☐
- Häufig ☐
- Manchmal ☐
- Selten ☐
- Nie ☐

Wie stark war der Schmerz oder die Schwäche auf einer Skala von 0 bis 10?

- 0-2 ☐
- 3-4 ☐
- 5-7 ☐
- 8-10 ☐

Wie hat der Schmerz oder Ihre Schwäche Ihr normales Leben beeinflusst, inklusive Arbeitsleben und Privatleben?

- Extrem ☐
- Sehr ☐
- Ziemlich ☐
- Moderat ☐
- Etwas ☐
- Gar nicht ☐

ENERGIELEVEL

Voller Energie?

- Immer ☐
- Meistens ☐

Freudlos und niedergeschlagen, durch nichts aufzuheitern?

- Immer ☐
- Meistens ☐
- Häufig ☐
- Manchmal ☐
- Selten ☐
- Nie ☐

Ruhig und friedlich und entspannt?

- Immer ☐
- Meistens ☐
- Häufig ☐
- Manchmal ☐
- Selten ☐
- Nie ☐

Sind Sie ein glücklicher Mensch?

- Immer ☐
- Meistens ☐
- Häufig ☐
- Manchmal ☐
- Selten ☐
- Nie ☐

Sind Sie müde?

- Immer ☐
- Meistens ☐
- Häufig ☐
- Manchmal ☐
- Selten ☐
- Nie ☐

Hatte Ihre Gesundheit Auswirkungen auf Ihre sozialen Aktivitäten?

- Immer ☐
- Meistens ☐
- Häufig ☐
- Manchmal ☐
- Selten ☐
- Nie ☐

Fühlen Sie sich voller Energie?

- Immer ☐
- Meistens ☐
- Häufig ☐
- Manchmal ☐
- Selten ☐
- Nie ☐

KLARE ZIELE FORMULIEREN

Die Startfragebögen haben Sie geschafft. Sehr gut! Machen wir weiter mit der mentalen Ausrichtung Ihres Trainings- und Erholungsprozesses. Ohne ein klar formuliertes Ziel ist es immer schwer, die richtige Richtung einzuschlagen und das Richtige zu treffen. Natürlich wollen Sie wieder zurück zur vollen Leistungsstärke. Doch was genau bedeutet »volle Leistungsstärke«? Welche Tätigkeiten wollen Sie in welcher Qualität wieder ausführen können, ganz konkret? Ein paar Beispiele:

- »Ich gehe einkaufen und trage eine schwere Tasche in den dritten Stock, ohne anhalten zu müssen, und kann danach den Tag weiter normal gestalten.«
- »Ich schlafe 6 – 8 Stunden ohne Unterbrechung durch.«
- »Ich wache jeden Tag frisch und erholt auf.«
- »Ich raufe mit den Kids und fühle mich danach noch fit.«

Beantworten Sie die Fragen für sich selbst, angepasst an Ihre Situation, und schreiben Sie die Antwort am besten direkt in dieses Buch:

Notieren Sie hier die ersten drei Dinge, die Sie tun können möchten, wenn es Ihnen wieder besser geht.

1. ....

2. ....

3. ....

Wenn diese Ziele für Sie momentan allerdings noch in sehr weiter Ferne und scheinbar kaum zu schaffen sind, dann überlegen Sie sich bitte, wie Sie kleinere, etwas erreichbarere Zwischenziele formulieren können. Um bei den Beispielen zu bleiben:

- »Ich gehe einkaufen und trage eine schwere Tasche in den dritten Stock, dabei halte ich auf jeder Etage zwei Minuten an und kann danach den Tag normal weiter gestalten.«
- »Ich schlafe schnell ein und schlafe mit einer kurzen Unterbrechung 6 – 8 Stunden durch.«
- »Ich erlebe einen einzigen Tag, an dem ich mich nach dem Aufstehen frisch und erholt fühle.«
- »Ich raufe mit den Kids für fünf Minuten und fühle mich danach noch fit.«

Solche Zwischenziele sind grundsätzlich sehr hilfreich. Wenn Ihr Gehirn das Gefühl hat, dass Ziele zwar schwierig zu erreichen, aber durchaus im Bereich des Möglichen sind, dann bleibt es engagiert. Wenn die Ziele zu weit weg und scheinbar unerreichbar sind, dann schaltet das Gehirn ab, Sie verlieren möglicherweise den Antrieb weiterzumachen.

Formulieren Sie hier bitte Ihre Zwischenziele, es können ruhig kleine Babystepps sein. Je öfter Sie sich über das Erreichen kleiner Zwischenziele freuen können und sich selbst auf die Schulter klopfen und laut »Yess!!« sagen können, desto besser für Ihren Trainingsprozess und Ihre Motivation.

1. ....

2. ....

3. ....

Perfekt. Das sind Ihre konkreten Ziele. Sie sind messbar. Sicherlich realistisch in einem Zeitraum von 2 – 3 Monaten zu erreichen. Sie können die Ziele anpassen, sollten Sie merken, dass sie zu leicht oder zu hoch gesteckt waren. Ich hoffe, sie sind attraktiv, sinnvoll, motivierend und irgendwie sexy genug, dass es sich für Sie lohnt, dafür zu trainieren. Ansonsten sollten Sie die Ziele noch mal überdenken. Wenn Sie diese drei oben notierten Ziele erreicht haben, dann suchen Sie sich bitte unbedingt die nächsten aus.

Im Trainingsteil auf Seite 65 finden sie eine Tabelle, die Ihnen als Vorlage für ein Trainingstagebuch dient, das Sie für jeden Tag und für jede Woche nutzen können: Schreiben Sie auf, was und wie oft Sie trainiert haben, wie Sie sich gefühlt haben und wofür Sie an jedem Tag dankbar waren. Neben der besseren Möglichkeit, das Training zu planen und zu analysieren, sind das Planen und Dokumentieren des Trainings und der Fortschritte tatsächlich reines Gehirntraining! Es trainiert den Frontalkortex und die Verbindungen der Inselrinde zum Kortex. Und Sie sind ab jetzt ein Athlet. Ein Post-Covid-Athlet.

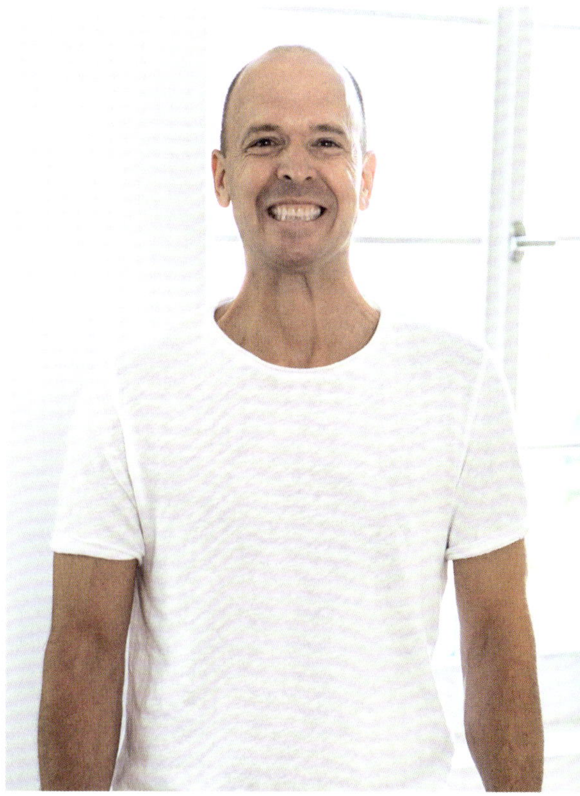

Lachen – oder auch ein »Fake-Smile« – wirkt sich auf die Laune aus. Und aktiviert verschiedene Hirnnerven und dadurch das Stammhirn.

Das Training – Theorie und vorbereitende Tests

Wir wissen bereits: Unser Nervensystem reagiert permanent auf alles, was in und um uns herum passiert. Lassen Sie uns nun beginnen, dieses schnelle Reagieren unseres Nervensystems aktiv zu nutzen, um herauszufinden, auf welche Trainingsreize unser Gehirn positiv anspringt, welche es als bedrohlich einordnet und welche eine neutrale Wirkung haben.

Reizen Sie Ihr Gehirn!

Die Geschwindigkeit, mit der sich ein Nervensignal entlang einer Nervenfaser bewegt, liegt je nach Fasertyp zwischen etwa 0,5 und 12 Metern pro Sekunde. Wenn Sie also eine Übung, wir nennen es einen Drill, ausführen, reagiert das Gehirn fast unmittelbar darauf. Diese Reaktion kann eine Schutzreaktion sein, die Ihre Beweglichkeit, Balance, Koordination oder Durchblutung beeinflusst.

Das Gehirn kann sich aber auch über den durch die Übung erzeugten Reiz sozusagen »freuen« und mit einer Verbesserung von Beweglichkeit, Balance, Koordination oder Durchblutung und einer Normalisierung der Herzfrequenz reagieren. Reize sind wie kleine Tests für das Gehirn, und in den nun folgenden vorbereitenden Tests bzw. Übungen machen wir uns diese Fähigkeit des Gehirns zunutze, um Ihren Ist-Zustand zu überprüfen.

Sie messen also mit den nun folgenden Tests, wie gut Ihre Beweglichkeit, Ihre Balance, Ihre Koordination und Ihre autonomen Funktionen jetzt gerade im Moment sind. Danach absolvieren sie einen Drill aus Ihrem Übungsprogramm. Sofort nach dem Drill wiederholen Sie die gleichen Tests, die Sie zuvor verwendet haben. Dieses Wiederholen des Tests nennen wir Re-Test. Wenn der Re-Test durch einen Drill besser wird, dann haben Sie eine wichtige Übung gefunden, die Sie sehr oft ausführen sollten, denn sie verbessert Ihre Gehirnfunktion.

WAS IST EIN DRILL?

Ein Drill ist eine Trainingsübung. Jeder Drill hat eine Wirkung auf Ihr Nervensystem. Die Wirkungsdauer eines Drills ist unterschiedlich lang. Das hängt von der Drillausführung und von dem Menschen ab, der den Drill ausführt. Wir können aber relativ sicher sein, dass die Wirkung nach 10 bis 30 Sekunden noch sehr gut im Re-Test spürbar ist. Je mehr man einen Drill übt, desto länger wird seine Nachwirkzeit. Deshalb ist es wichtig, dass Sie die Re-Tests zügig nach einer Übung ausführen.

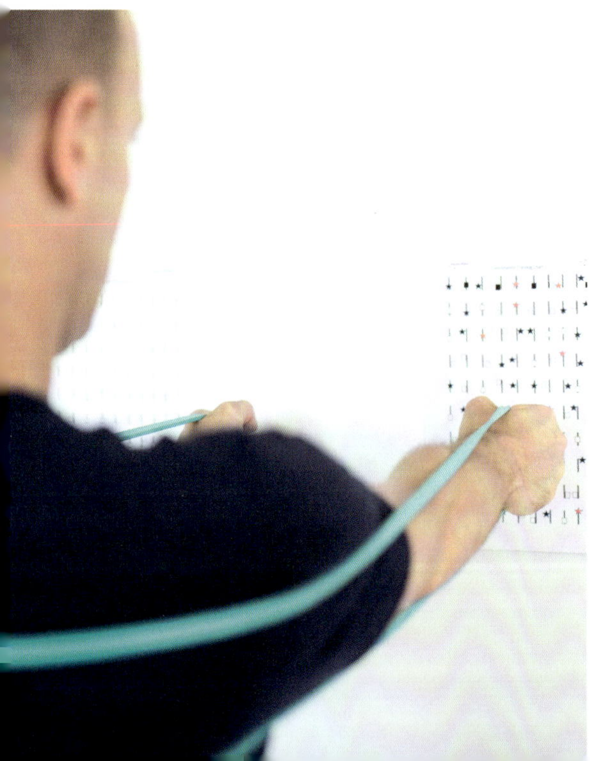

Sehen, verstehen, bewegen: Ein komplexer Drill für Fortgeschrittene.

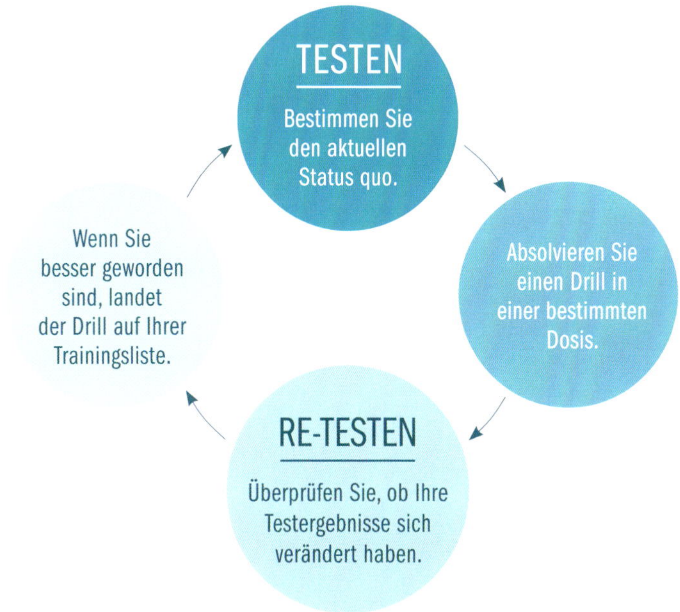

Das Prinzip Test – Drill – Re-Test

TESTEN UND RE-TESTEN SIND TEIL DES TRAININGSPROZESSES

Das permanente Testen und Re-Testen fungiert auch als eine Art permanentes Biofeedback. Es liefert Ihnen kognitive Kontrolle und bildet Sie, indem es Sie vieles über Ihren Körper und Ihr Gehirn lehrt. Es zeigt Ihnen, welche Übungen die richtigen für Sie sind.

Testen und re-testen aktiviert Ihren präfrontalen Cortex, weil Sie ständig entscheiden, anpassen und überlegen müssen. Und wenn der präfrontale Cortex stärker aktiviert wird, dann kann das sehr hilfreich sein, weil ein gut arbeitender Cortex überaktive Bereiche der Insula hemmen kann. Des Weiteren schult es Sie darin, sich auf das zu konzentrieren, was wichtig ist. Damit ist normalerweise Ihr *Thalamus* permanent beschäftigt. Der Thalamus filtert unwichtige Informationen heraus und lässt – wie ein Türsteher vor einem Club – nur die Informationen ins Bewusstsein kommen, die wirklich relevant sind. Sie erziehen Ihren Thalamus durch Test/Re-Test neu, sodass er bald wieder eine gute Vorauswahl treffen kann, ohne dass Sie sich bewusst darauf konzentrieren müssen.

Das achtsame Ausführen der Tests, Drills und Re-Tests ist an sich bereits ein Training für die Insula. Viele Studien, die Achtsamkeitsmeditationen untersucht haben, zeigen, wie gut die Insula durch Achtsamkeit trainiert wird.

Wenn Sie spielerisch und beobachtend mit den Drills und dem Test-/Re-Test-Verfahren umgehen, werden Sie sowohl Regelmäßigkeiten als auch Unregelmäßigkeiten in den gewonnenen Daten wahrnehmen. Und bei dem Versuch, die Ergebnisse zu verstehen, werden durch Ihre Erfahrungen viele neue Möglichkeiten entstehen. Das Üben von genauer Wahrnehmung und Experimentieren führen zu echtem Wissen über sich selbst.

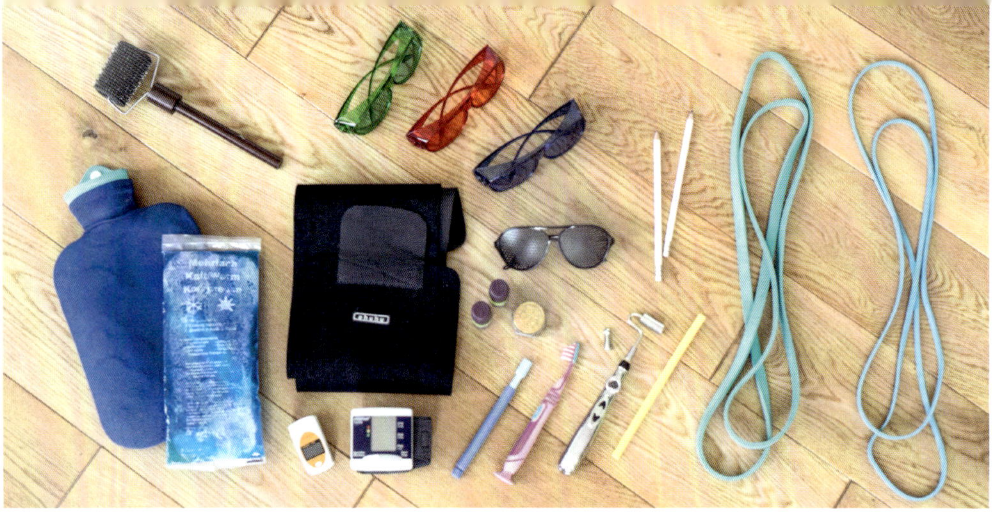

WIEDERHOLTES TESTEN VERBESSERT IHRE ERGEBNISSE

Klar ist auch, dass Sie sich durch fortwährendes Wiederholen eines Tests verbessern, zumindest bei der Pistolendrehung und den Balancetests ist das zu erwarten. Sie üben ja auch den Test – und werden darin besser. Wenn Sie einen Test also wiederholt durchführen, dann verliert dieser Test irgendwann die Fähigkeit, Ihnen valide Daten über Ihre Gehirnfunktion zu liefern. Das ist aber nicht weiter schlimm: Wenn der Akt des Testens Ihre Fähigkeit, die Testbewegung auszuführen, verbessert hat, ist der Test zur Therapie geworden, und wiederholte Therapie wird zu Training.

Ein Beispiel: Wenn Sie Ihre Pulsfrequenz nach 20 schnellen Kniebeugen als Test benutzen würden, den Test drei Wochen lang täglich mehrmals wiederholen und danach Ihren Puls statt auf 120 nur noch auf 90 ist, haben Sie dann den Test ruiniert? Nicht wirklich. Ganz im Gegenteil! Ich würde es vielmehr erfolgreiches Training nennen!

Wenn Sie das Gefühl haben, dass ein Test seine Aussagekraft verliert, dann ist es an der Zeit, den Test zu verändern oder ihn anspruchsvoller zu gestalten. Verändern Sie, indem Sie zum Beispiel eine schwerere Standposition einnehmen. Die Messungen der autonomen Funktionen wie Perfusionsindex und Sauerstoffsättigung bleiben allerdings immer aussagekräftig.

BENÖTIGTE TRAININGSGERÄTE

Um alle Übungen in diesem Buch effektiv durchführen zu können, werden Sie bestimmte Trainingsgeräte benötigen. Dabei handelt es sich nicht um Hanteln oder Gewichte, sondern um einfache Dinge, die zur Stimulanz bestimmter Nerven benötigt werden. Vielleicht haben Sie davon bereits etwas in Ihrem Haushalt:

- Einen Bauchgürtel, der unter der Kleidung getragen werden kann.
- Ein Set mit klaren, eindeutigen Gerüchen
- Ein Set mit wässrigen Lösungen mit den Geschmacksrichtungen salzig, süß und sauer
- Eine einfache elektrische Einweg-Zahnbürste oder ein Z-Vibe
- Einen Strohhalm
- Ein kostengünstiges, batteriegetriebenes Elektroakupunkturgerät
- Ein Pulsoximeter mit Perfusionsindex
- Ein Trainingsgummiband
- Tiger Balm, japanisches Heilpflanzenöl

Bitte besorgen Sie sich, wenn möglich, die oben beschriebenen Trainingsgeräte.

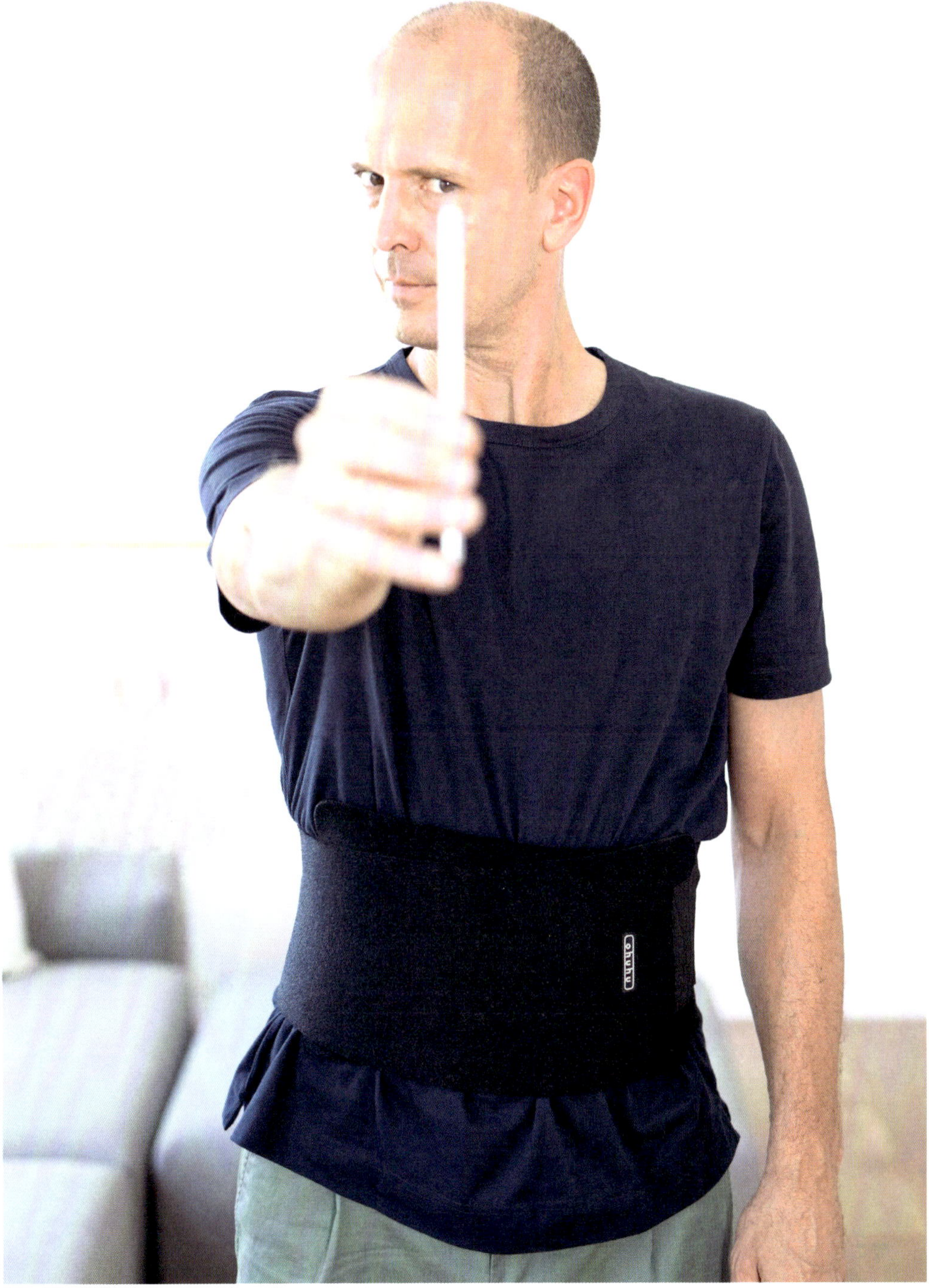

Nein-Nein-Kopfbewegung mit Blickstabilisierung zur Aktivierung des vestibulo-okularen Reflexes mit Bauchgurt für mehr Aktivierung der Inselrinde.

Die Sprache des Gehirns lernen

Bitte machen Sie sich mit den folgenden Tests vertraut und lesen Sie die Beschreibungen mehrmals durch. Lassen Sie sich Zeit dabei. Finden Sie heraus, welche Tests für Sie geeignet sind, bei welchen Sie Seitenunterschiede feststellen. Tragen Sie die Ergebnisse, Seitenunterschiede und Messdaten in die Tabelle ein.

Sie müssen später im Trainingsprozess nicht immer alle Tests ausführen und jeden Drill mit allen Tests überprüfen. Sie werden lernen, welche Tests für Sie am wichtigsten sind. Wenn Ihre Balance unter der Erkrankung gelitten hat, dann nutzen Sie **einen** der Balancetests. Der Koordinationstest ist sehr schnell durchführbar und aussagekräftig, ich würde ihn immer einsetzen. Genauso wie die Tests für die autonomen Funktionen, mit denen Sie Ihre Reaktionen auf Belastung sehr objektiv abbilden können.

VOR DER DURCHFÜHRUNG DER TESTS BEACHTEN

Ich stelle Ihnen hier grundlegende und einfache Tests vor. Wichtig bei der Durchführung ist es, dass Sie die Tests und Re-Tests unter den gleichen Bedingungen, also standardisiert, durchführen. Achten Sie darauf, dass Ihre Füße gleich stehen und dass Ihre Körperposition identisch ist. Auf dem Sofa liegend einen Re-Test durchzuführen, nachdem der Test stehend erfolgte, würde uns keine brauchbaren Aussagen liefern. Denn alle Veränderungen können auch das Testergebnis verfälschen.

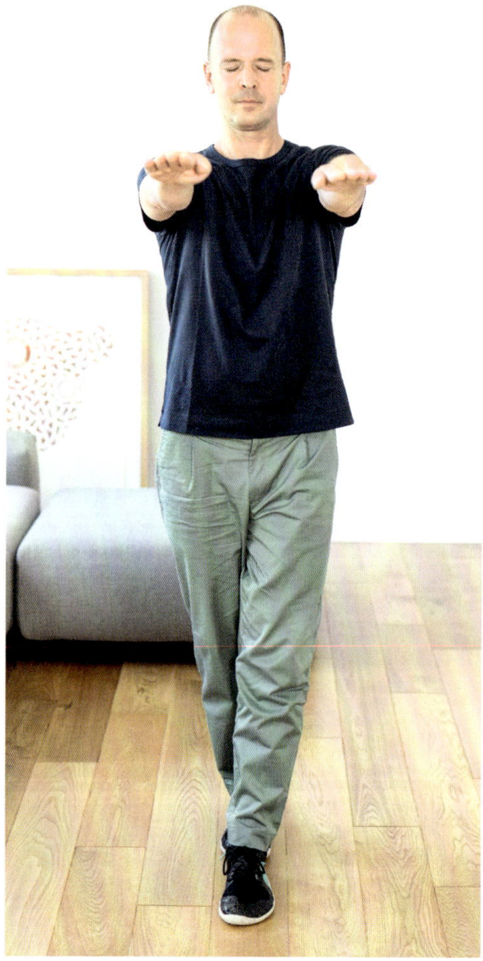

Mit geschlossenen Augen wird Balancieren für die meisten Menschen schwieriger.

Tests	Abstand	verringert links	verringert rechts	Tendenz Fallrichtung	Standzeit	Schmerz 0–10	Sonstige Bemerkungen
Beweglichkeit							
Pistolendrehung							
Balance							
Zombiestand							
Verschärfter Zombiestand							
Einbeiniger Zombiestand mit Kniehub							
Koordination							
Hand-RAPS							
Autonome Funktionen							
Luftanhaltetest							
Puls							
Sauerstoffsättigung							
Perfusionsindex							

In diese Tabelle können Sie die für Sie geeigneten Tests eintragen. Die ausgegrauten Flächen bekommen keinen Eintrag.

Beweglichkeitstest

Wir nutzen einen Beweglichkeitstest, mit dem wir Ihre globale Beweglichkeit testen. So finden Sie heraus, wie viel Bewegungsweite Ihr Gehirn Ihnen momentan erlaubt. Bei der Pistolendrehung können Sie zusätzlich bemerken, ob es Seitenunterschiede gibt. Wiederholen Sie den Test jeweils ein paarmal hintereinander, bis Sie ein gutes Gefühl für Ihren Ist-Zustand ermittelt haben.

PISTOLENDREHUNG (GANZKÖRPERROTATION)

Fokuspunkt der Bewegung

Wie weit kann ich drehen? Wie leicht oder schwer geht es? Gibt es eine schwächere Seite, zu der ich weniger weit drehen kann? Wie stabil stehe ich dabei?

- Die Füße stehen eng aneinander, Knöchel an Knöchel. Sie stehen gerade, die Wirbelsäule ist lang und gestreckt.
- Strecken Sie Ihre Arme waagerecht nach vorne und halten Sie die Hände so, als ob Sie mit einer Pistole geradeaus nach vorne zielen würden. Die Ellbogen sind – und bleiben – komplett gestreckt. ▶ 1
- Jetzt drehen Sie den ganzen Körper so weit wie möglich nach links und merken sich die Endposition, die Sie erreicht haben. ▶ 2
- Kommen Sie zurück zur Mitte und rotieren Sie nun nach rechts. ▶ 3
- Testen Sie auch hier Ihre maximale Drehweite. Dazu können Sie Punkte anvisieren, die sich im Raum befinden.

1

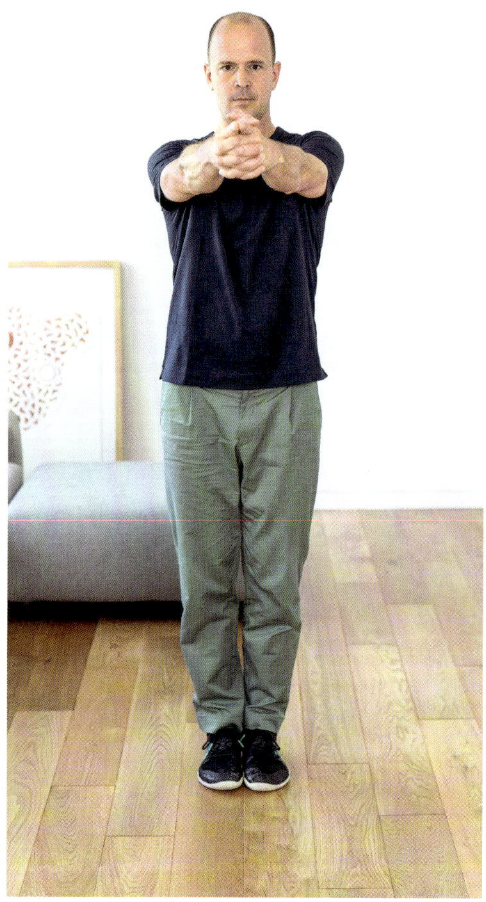

- Wiederholen Sie die Drehungen ein paarmal, bis Sie festgestellt haben, wo jeweils Ihre maximale Drehweite liegt und zu welcher Seite Sie weniger weit rotieren können.
- Notieren Sie das Ergebnis in der Tabelle.

Später, beim jeweiligen Re-Testen der Übung, ist es hilfreich, wenn Sie sich auf die exakt gleiche Position wie beim vorausgegangenen Test stellen. Denn dann können Sie die Fixierpunkte Ihrer Drehweite wiederverwenden. Ein Re-Test ist positiv, wenn Sie beispielsweise die Rotation allgemein oder die Rotation zur schwächeren Seite verbessern. Es gilt: Nicht in den Schmerz bewegen! Wenn Sie Schmerzen verspüren, dann ist der Punkt, bis zu dem Sie sich schmerzfrei bewegen können, Ihr Ergebnis.

Wiederholen Sie die Drehungen ein paarmal, damit Sie etwas aufgewärmt sind, und notieren Sie sich Ihre Ergebnisse in der Tabelle.

2

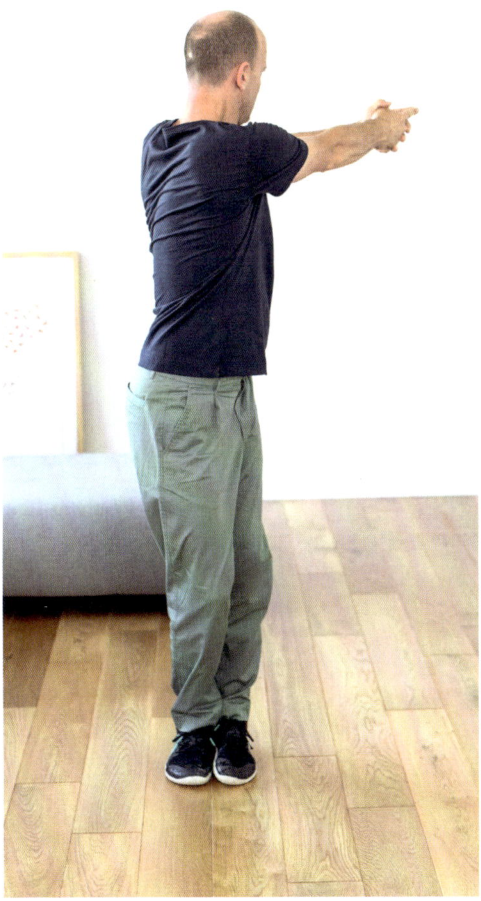

3

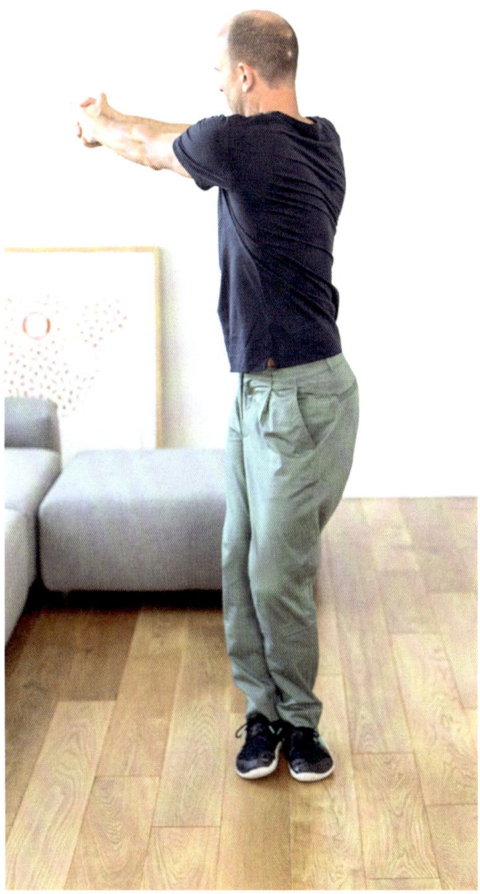

Balancetest

Die Balancetests geben Ihnen zwei Informationen: zum einen, wie gut Ihr Körpergefühl ist, die sogenannte Propriozeption, zum anderen, wie zuverlässig Ihr Gleichgewichtsorgan im Innenohr arbeitet, und auch darüber, wie gut die Informationen in die Insula integriert werden. Wenn Sie beim normalen Zombiestand mit geschlossenen Augen 20 Sekunden ohne viel zu schwanken stehen können, dann ist das zu leicht. Sie würden keine Verbesserungen feststellen können. Wählen Sie also einen Test, bei dem Ihre Leistung »ausbaufähig« ist.

DER ZOMBIESTAND

Fokuspunkt der Bewegung

Wie sicher fühle ich mich? Wie stark schwanke ich? Wie lange kann ich ohne Ausgleichsbewegung sicher stehen?

- Die Füße stehen eng aneinander, Knöchel an Knöchel. Sie stehen gerade, die Wirbelsäule ist lang und gestreckt.
- Strecken Sie Ihre Arme waagerecht nach vorne aus. Ellbogen und Finger sind gestreckt. ▶ 1
- Prüfen Sie, ob Ihr Körper vor und zurück oder von links nach rechts schwankt.
- Jetzt schließen Sie die Augen. Achten Sie darauf, ob Ihr Körper vor und zurück oder von links nach rechts schwankt. ▶ 2
- Spüren Sie, ob es eine bevorzugte Richtung gibt, in die Ihr Körper schwankt. Sobald Sie starke Korrekturbewegungen mit den Armen oder dem Oberkörper machen müssen, ist der Test beendet.
- Merken oder notieren Sie sich, wie lange Sie bis zum Abbruch stehen konnten.

MEHRERE VERSUCHE MACHEN SIE SICHER

Manchmal geht der erste Standversuch »in die Hose«. Deshalb absolvieren Sie ruhig zwei oder drei Versuche, damit Sie ein gutes Gefühl für Ihren Ist-Zustand bekommen.

Wenn Sie beim Re-Test nach einem absolvierten Drill sicherer stehen oder weniger oder gar nicht mehr zu einer Seite schwanken, dann ist das ein positives Zeichen. Sollten Sie beim Zombiestand keine Schwankungen spüren, dann ist dieser Test zu leicht für Sie. Nutzen Sie dann den verschärften Zombiestand.

1

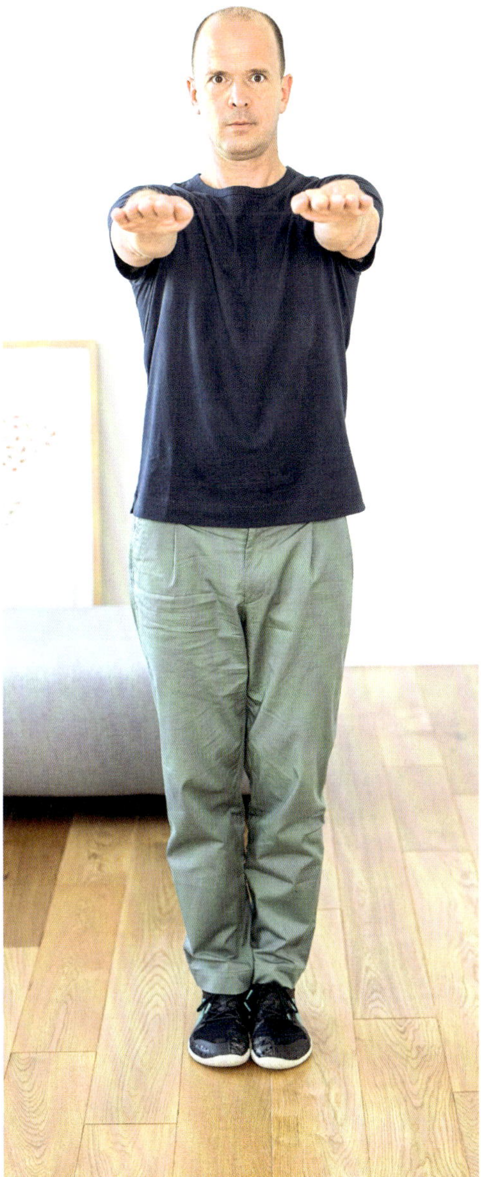

2

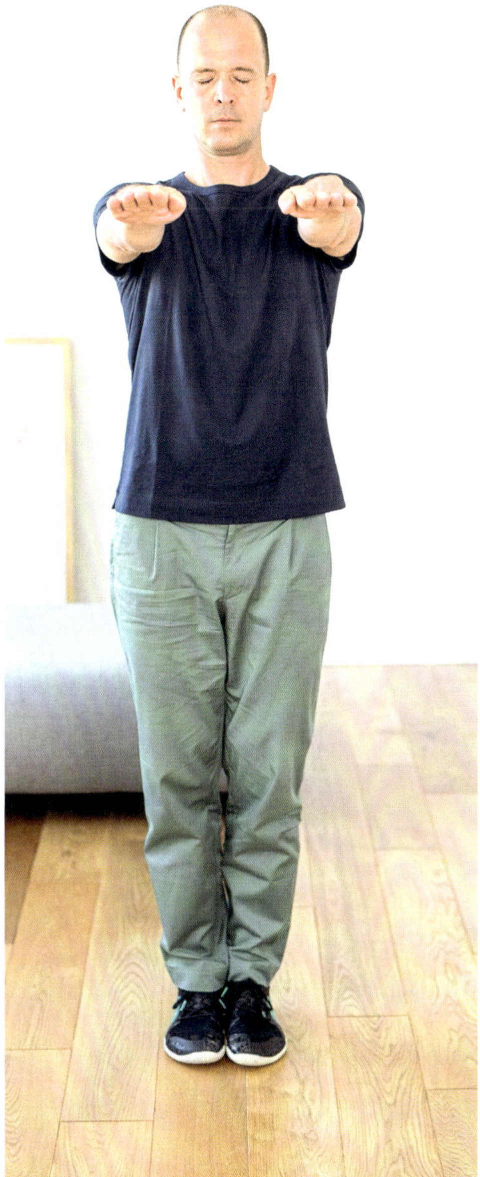

DER VERSCHÄRFTE ZOMBIESTAND

Die Ausführung ist identisch zum Zombiestand, aber Ihre Füße stehen jetzt nicht nebeneinander, sondern hintereinander.

- Die Fußspitze des rechten Fußes berührt die Ferse des linken Fußes.
- Das Körpergewicht verteilt sich gleichmäßig auf beide Füße.

Immer noch zu einfach? Dann probieren Sie den einbeinigen Zombiestand aus.

DER EINBEINIGE ZOMBIESTAND

- Stellen Sie sich gerade und stabil mit offenen Augen hin.
- Heben Sie ein Bein vom Boden ab und ziehen Sie den Oberschenkel nach oben – halten Sie das angewinkelte Bein in dieser Position, bis Sie Ihre Balance gefunden haben. ▶ 1
- Wenn Sie problemlos und ohne Korrekturen mit den Armen oder in der Hüfte stabil stehen, dann können Sie zusätzlich die Augen schließen. ▶ 2
- Zählen Sie die Sekunden, bis Sie eine starke Korrekturbewegung im Oberkörper oder mit den Armen machen müssen. Ausgleichende Bewegungen in den Fußgelenken sind völlig normal.
- Wiederholen Sie den einbeinigen Zombiestand auf jedem Bein dreimal.
- Addieren Sie die Standzeiten aller drei Versuche. Teilen Sie die Summe durch drei, so erhalten Sie Ihren Ausgangswert, den Sie in die Tabelle eintragen können.
- Stellen Sie fest, ob es Unterschiede zwischen dem Stand rechts und links gibt. Merken oder notieren Sie sich als Zusatzinformation auch, wie hoch Sie den Oberschenkel rechts im Vergleich zu links ziehen können.

1

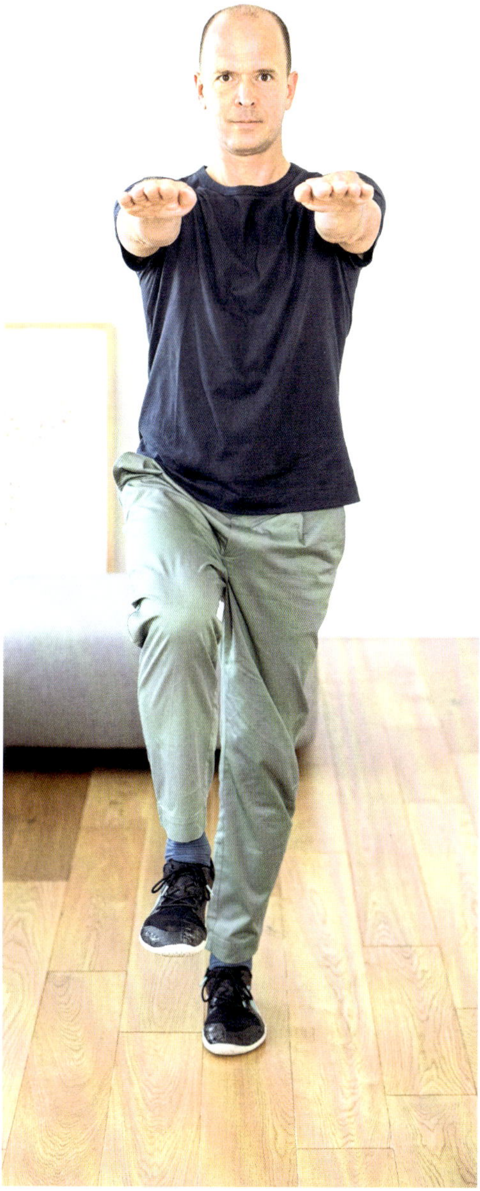

2

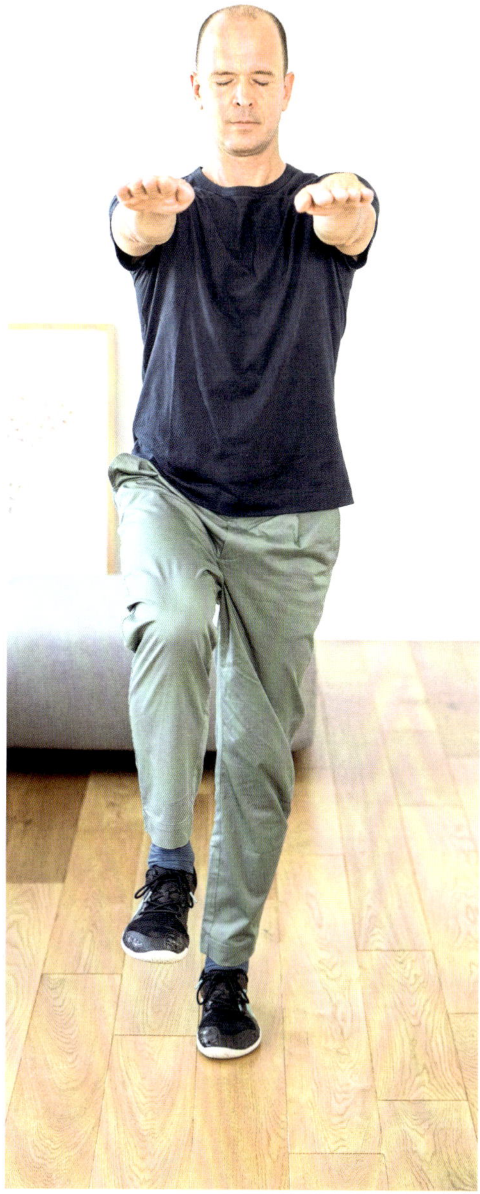

Koordinationstest

Mit dem sogenannten RAPS-Test überprüfen wir die Funktion des Kleinhirns. In Sachen Bewegungssteuerung ist das Kleinhirn zuständig für Bewegungsgenauigkeit, Rhythmus, Balance und Koordination. Es ist aber auch zuständig für die Qualität und Genauigkeit von Gedanken und Sprache!

Die Hand-RAPS

»RAPS« hat nichts mit dem Sprechgesang zu tun. RAPS ist die Abkürzung für »rapid alternating pronation and supination« – das sind schnelle, wechselnde Pronationen und Supinationen, in diesem Fall schnelle Ein- und Auswärtsdrehungen des Unterarms und der Hand.

- Halten Sie Ihre linke Hand etwa auf Bauchnabelhöhe mittig vor Ihren Körper, die Handfläche ist gestreckt wie eine Oberfläche und zeigt nach oben. Klatschen Sie nun mit der Handfläche der rechten Hand in die linke Hand. ▶ 1
- Wenden Sie die Hand blitzschnell um und klatschen Sie mit der Handrückseite der rechten Hand wieder in die linke Hand. ▶ 2
- Dann sofort blitzschnell wechseln zum Klatschen mit der Handfläche – wieder Handrücken, wieder Handfläche und so weiter. Die Handkante darf beim Wechsel **nicht** aufliegen.
- Klatschen Sie fünf Sekunden lang so schnell, wie Sie können.
- Achten Sie auf die Geschwindigkeit und den Rhythmus.
- Jetzt wechseln Sie die Hände, die linke Hand klatscht schnell wechselnd in die rechte.
- Wieder fünf Sekunden lang so oft und schnell und so rhythmisch, wie Sie können.

Fokuspunkt der Bewegung

Welche Seite ist die schwächere, langsamere, unrhythmischere? Haben Sie auf einer Seite mehr Fehler gemacht, sind »durcheinandergekommen« oder ins Stocken geraten? Das ist dann die Seite, auf der das gleichseitige Kleinhirn weniger gut funktioniert. Und damit die Seite, die Sie als Test und Re-Test verwenden!

HINWEISE ZUR BEWERTUNG

Wenn Sie bei einem fünfsekündigen RAPS-Test keine Unterschiede zwischen rechts und links feststellen können, dann verlängern Sie die Testdauer auf zehn oder 15 Sekunden. Das Tempo soll maximal schnell sein. Bewerten Sie dann, ob Sie auf einer Seite schneller ermüden als auf der anderen. Es kann sein, dass Sie auf einer Seite unrhythmisch sind oder Fehler machen. Wenn das zum Ende der Testzeit passiert, dann fehlt die Ausdauer. Wenn ein Power-Drill die Ausdauer verbessert, ist das natürlich ein Fortschritt und der Drill ist als hilfreich (also als Power-Drill) zu bewerten.

1

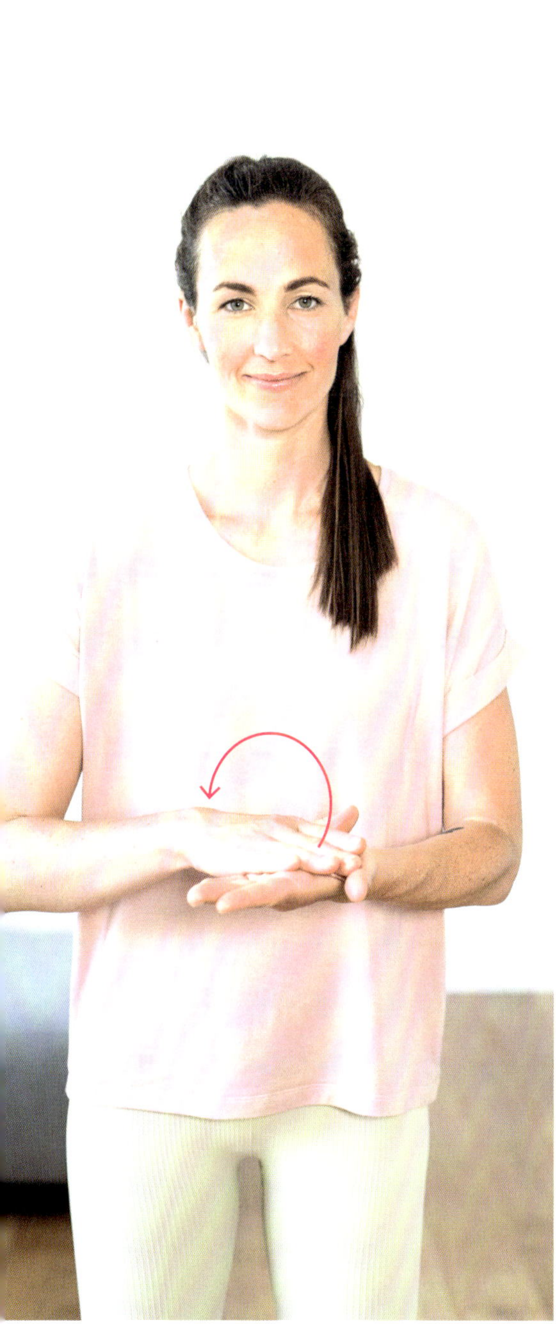

2

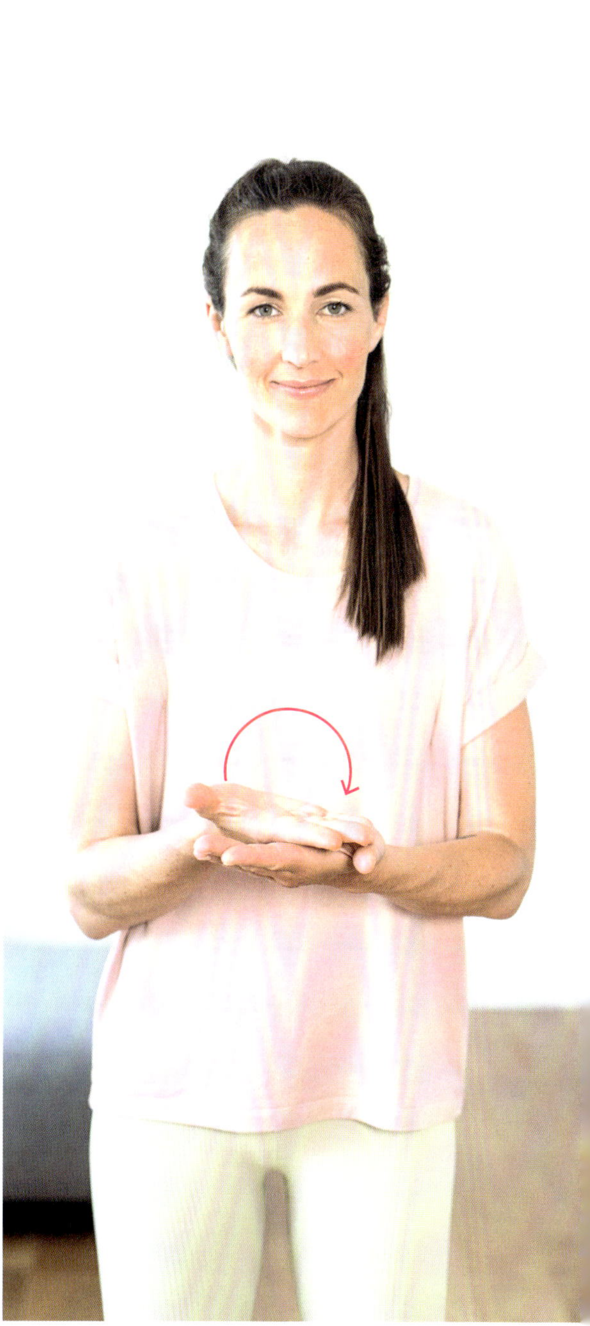

Test zu autonomen Funktionen

Ihr Gehirn reguliert Ihren Herzschlag, kontrolliert und reguliert den Durchmesser Ihrer Blutgefässe, aktiviert automatisch die Muskeln für die Einatmung. Mit den folgenden Tests können Sie herausfinden, wie diese Regulation momentan funktioniert. Danach können Sie überprüfen, welche Drills sich positiv darauf auswirken.

DER LUFTANHALTETEST

Bei körperlicher Belastung verbrauchen unsere Muskeln Sauerstoff und produzieren gleichzeitig Kohlendioxid. Steigt der Kohlendioxidspiegel in unserem Blut über einen bestimmten Wert an, dann messen das unsere Rezeptoren, und unser Stammhirn sendet automatisch über einen Nerv (Nervus phrenicus) Impulse zu unserem Zwerchfell mit dem Befehl: Einatmen! Das Zwerchfell kontrahiert – und wir atmen ein. Mit dem Luftanhaltetest finden Sie heraus, wie Ihr Gehirn im Moment mit Veränderungen der Blutgaskonzentrationen umgeht.

Es geht hier nicht darum, ein absolutes Maximum zu erreichen, Sie sollen also nicht kämpfen, bis Sie ohnmächtig werden. Wir wollen herausfinden, wie lange Sie **entspannt** die Luft anhalten können. Wenn Sie nach dem Luftanhalten einen tiefen Atemzug nehmen müssen oder nach Luft schnappen, dann haben Sie es übertrieben – Sie sollten einfach entspannt weiteratmen können! Machen Sie den Test entweder sitzend oder stehend, denn natürlich können Sie gestoppte Zeiten in unterschiedlichen Positionen nicht miteinander vergleichen, weil Ihre Muskeln je nach Position und Anspannung mehr oder weniger Kohlendioxid produzieren.

- Atmen Sie durch die Nase normal ein und aus.
- Halten Sie nun die Luft an und beginnen Sie mit der Zeitnahme.
- Sobald Sie erste deutliche Signale und das Verlangen nach einer Einatmung verspüren, atmen Sie ein und stoppen Sie die Zeit.
- Tragen Sie Ihre erste Zeit als Richtwert in die Tabelle ein.

Sie sollten – irgendwann – einen Wert von mindestens 25 Sekunden erreichen. Wenn Sie momentan weniger erreichen, dann ist das kein Problem, sondern eher wahrscheinlich. Sie werden sich steigern, keine Sorge.

NEURO-INFO: Einschätzung des Luftanhaltetipps

1-10 Sekunden
Viel Potenzial, viel Effekt zu erwarten!

10-20 Sekunden
Sie können sich noch sehr gut verbessern.

20-25 Sekunden
Wunderbar! Das ist ein guter Bereich.

25-45 Sekunden
Ein Bereich von gut bis sehr gut trainierter Athleten.

+ 45 Sekunden
Sie bewegen sich in einem Bereich von Apnoetauchern!

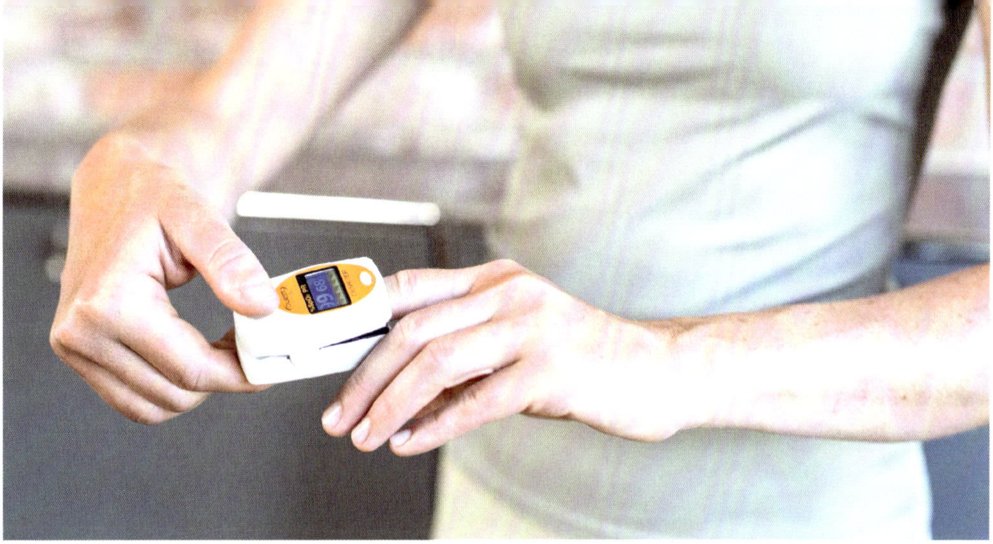

Ein Pulsoximeter (mit Perfusionsindex) brauchen Sie, um die Wirkung der Übungen zu überprüfen!

Achten Sie beim Luftanhaltetest darauf, dass Sie ihn – ausnahmsweise – nicht direkt nach gefühlt körperlich oder mental anstrengenden Drills absolvieren. Dazu eignet sich der Luftanhaltetest weniger gut. Lassen Sie sich nach der Belastung ein Minütchen Zeit, bevor Sie den Test durchführen.

Der Luftanhaltetest kann für Sie möglicherweise im Moment noch unangenehm sein. Nehmen Sie aber auf jeden Fall einmal einen Ausgangswert. Wenn Sie sich nach 1–2 Wochen noch mal testen, dann können Sie an der Tabelle leicht ablesen, wie Sie sich verbessert haben.

DIE SAUERSTOFFSÄTTIGUNG

Mit einem Pulsoximeter können wir mit wenig Aufwand die Sauerstoffsättigung im Blut messen. Klemmen Sie das Oximeter an einen Zeigefinger. Nach wenigen Sekunden wird unter der Bezeichnung % ein SpO2-Wert angezeigt, der zwischen 70 und 99 liegt (liegen sollte). Das ist Ihre momentane über den Puls ermittelte Sauerstoffsättigung im Blut.

Nach Lufthunger-Drills oder Übungen mit verlangsamter Atmung kann es durchaus vorkommen, dass die Sauerstoffsättigung beträchtlich sinkt. Ich habe mit bestimmten Atemtechniken Sättigungen von unter 70 erreicht, während ich 50 Liegestütze absolvierte – ohne Probleme, ganz im Gegenteil! Warum ich das schreibe? Nicht, weil ich will, dass Sie auch danach streben. Ich will nur nicht, dass Sie sich sofort Sorgen machen, wenn der Index mal sehr tief ist. Sie werden nebenbei lernen, wie Sie Ihre Sauerstoffsättigung selbst sehr schnell beeinflussen können. Ist das nicht cool? Man nennt sie zwar »autonome Funktionen«, aber so autonom sind sie dann doch nicht, zumindest nicht immer! Wir können lernen, sie zu nutzen und zu kontrollieren! Sehr hilfreich, besonders dann, wenn sie nicht das tun, was sie sollen!

NEURO-INFO:
Die Sauerstoffsättigung mit dem Pulsoximeter

96 – 99 %	Eher zu hoch
90 – 95 %	Wunderbar – Happy Brain!
< 90 %	für ein paar Minuten kein Problem, auf Dauer zu wenig

DER PERFUSIONSINDEX (PI) MIT DEM PULSOXIMETER

Perfusionsindex (PI)

0,1–2,0 % zu niedrig
2,0 –3,0 % Schritt 1 geschafft, aber da geht noch was!
3,0–6,0 % Passt schon!
6,0–20 % ein Traum!

Mit dem Pulsoximeter können Sie auch den sogenannten Perfusionsindex messen. Während uns die mit dem Pulsoximeter gemessene Sauerstoffsättigung lediglich sagt, wie viel Sauerstoff im Blut ist, gibt uns der Perfusionsindex eine Auskunft darüber, wie gut die Blutzirkulation im Finger ist. Ein niedriger Wert steht für eine niedrige Blutzirkulation und umgekehrt. Der gemessene Wert kann zwischen 0,1 % und 20 % liegen. Wenn Sie Werte von über 2,0 haben, dann können Sie gemessene Verbesserungen nach Übungen immer als positives Zeichen bewerten, sinkende Werte nach einem Drill eher negativ.

Der Wert ist normalerweise sehr volatil, das heißt, er verändert sich von Sekunde zu Sekunde. Wenn Sie diese Fluktuationen bei sich selbst beobachten, dann ist das völlig normal, es bedeutet, dass Ihr Nervensystem reagiert, sich flexibel anpasst und arbeitet.

Bei sehr geringen Werten zeigt sich diese Flexibilität und Schwankungsbreite oft nicht mehr so ausgeprägt. Ist der Wert permanent unter 2,0 oder gar unter 1, dann kann es sein, dass alle anderen Übungen nicht ihre volle Wirkung entfalten können. Das Nervensystem reagiert nicht flexibel. Wenn Ihr Perfusionsindex also permanent im Bereich zwischen 0,1 und 2,0 liegt, dann sollte Ihr erstes Ziel sein, den Perfusionsindex auf über 2,0 zu bringen. Leider ist es nicht immer einfach, den Perfusionsindex zu beeinflussen, aber mit ein wenig Übung, Training und Experimentieren klappt auch das. Dabei können grundsätzlich alle Drills helfen. Zuerst würde ich jedoch die »Tütenatmung« und die »Box-Atmung« üben und austesten, zusätzlich können Sie Hand-Achten und alle Augenbewegungen testen, auch der Bauchgurt kann sehr gut helfen, und eine Wärmflasche auf dem Bauch ebenso. Erwarten Sie Verbesserungen in kleinen Schritten, keine Sprünge.

Stellen Sie sich vor, Sie haben sich bei 20 Zentimetern Neuschnee festgefahren. Der Antrieb erzeugt keine Bewegung des Autos, die Räder drehen durch. Wenn Sie jetzt immer weiter Gas geben, dann werden die Räder immer weiter

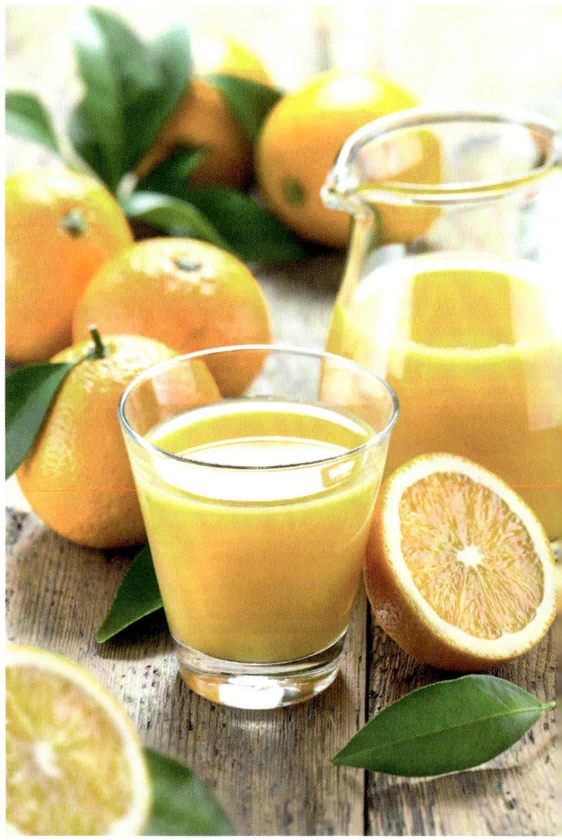

Starten Sie mit einem Glas Orangensaft frisch in den Tag.

durchdrehen. Sie müssen irgendwie »Grip« finden. Diesen Grip sollten Sie auch bei den Übungen entwickeln. Testen Sie weiter, starten Sie mit den Übungen in Ihrer Symptomgruppe und bleiben Sie hartnäckig und positiv!

Des Weiteren hilft es oft, etwas Zucker zu essen oder zu trinken, gerne in Form von beispielsweise 0,3 l Orangensaft oder auch mehr, dann am besten über den Tag verteilt, damit der Blutzuckerspiegel konstant auf einem Niveau bleibt. Unser Gehirn braucht Zucker, um gut zu funktionieren. Zusätzlich können Sie versuchen, mehr Salz zu essen, zwei Prisen, gelöst in diesem Orangensaft. Ruhig mehrmals täglich. Schmeckt nicht toll, aber sehen Sie es als Medizin!

Sobald Sie einen Perfusionsindex von 2,0 oder mehr erreicht haben, klopfen Sie sich auf die Schulter und rufen Sie laut, »Jippieh, ich bin klasse!«. Ernsthaft. Feiern Sie kleine Erfolge. Das bringt Ihren Dopaminspiegel nach oben, da, wo er hingehört! Sie haben nun eine sehr gute Basis geschaffen und können mit allen anderen Übungen weitermachen.

WISSENSWERTES ZUR PULSMESSUNG MIT DEM PULSOXIMETER

Die Messung des Pulses ist wahrscheinlich jedem bekannt. Vielleicht gehören Sie zur Gruppe der Menschen mit Bradykardie, also permanent zu geringem Herzschlag, dann wäre es für Sie ein guter Re-Test, wenn Ihr Puls sich nach oben bewegt, ein wenig steigt. Idealerweise begleitet von Verbesserungen der Perfusion und der Sauerstoffsättigung.

Wenn Sie eher ein Tachykardietyp sind, also Ihr Herz tendenziell viel zu schnell schlägt und bei wenig Belastung regelrecht tobt, dann wäre es natürlich gut, wenn sich diese Überreaktion auf Belastung beruhigt. Das können Sie an geringeren Pulsspitzen ablesen.

VERFÄLSCHUNG DER MESSERGEBNISSE

Die Messung des Perfusionsindexes ist sehr empfindlich, die Ergebnisse können stark variieren, messen Sie deshalb bitte immer am gleichen Finger und achten Sie darauf, dass Sie den Pulsoximeter immer auf die gleiche Weise anlegen.

Die Umgebungstemperatur kann ebenso die Ergebnisse verzerren. Bei Kälte ziehen sich die Blutgefäße zusammen, die gemessenen Werte sinken. Bei Wärme ist es umgekehrt, die Gefäße weiten sich, die Durchblutung wird besser, die Werte steigen.

RICHTIG ESSEN

Wenn Sie zu wenig (oder für Sie nicht funktionierende Lebensmittel) essen, wird Ihr Perfusionsindex sinken! Halten Sie Ihren Blutzuckerspiegel konstant, lassen Sie keine Mahlzeiten aus, essen Sie Proteine immer mit Kohlenhydraten zusammen, trinken Sie Orangensaft über den Tag verteilt. Salz ist ein Gegenspieler des Stresshormons Adrenalin. Und Menschen mit schlechter Schilddrüsenfunktion brauchen mehr Salz als Menschen mit einer funktionierenden Schilddrüse. Probieren Sie, viel Salz zu essen. Mit viel Salz meine ich mehr als zehn Gramm pro Tag für einen Menschen mit 70 Kilogramm Körpergewicht.

BITTE OHNE NAGELLACK!

Bitte keinen Nagellack oder künstliche Fingernägel tragen, denn beides verzerrt die Messergebnisse! Ebenso können starkes Anspannen und die Lage der Hand Ergebnisse verfälschen. Messen Sie immer in der gleichen Position.

WEITERE MÖGLICHE TESTS

Selbstverständlich können Sie nicht nur die hier beschriebenen, sondern auch andere Tests nutzen. Beispielsweise Ihren Blutdruck oder Ihre Körpertemperatur oder Ihren Ruhepuls, oder sogar Ihren Belastungspuls nach 20 schnellen Kniebeugen.

Oder Sie testen, ob oder wie viele Gerüche Sie korrekt identifizieren können bzw. den Grad der Stärke eines Geruchs auf einer Skala von 1–10. Oder Sie testen, ob Ihre Schmerzen auf einer Skala von 0–10 mehr oder weniger geworden sind. Nutzen Sie gerne alles, was für Sie relevant ist, es gibt sehr viele Möglichkeiten, den Effekt von Inputreizen auf das Nervensystem zu überprüfen. Achten Sie nur darauf, dass Sie die Tests möglichst standardisiert ausführen.

SCHWINDEL ALS TEST UND RE-TEST

Sollte Ihnen schwindlig werden, wenn Sie aufstehen, dann ist Ihr Ziel zunächst, aufzustehen und dabei möglichst wenig Schwindel zu spüren. Bewerten Sie die Stärke des Schwindels auf einer Skala von 0 (kein Schwindel) bis 10 (Ohnmacht). Sie werden zu Beginn viele Übungen sitzend absolvieren. Sie können dann nach den Drills aufstehen und re-testen, ob der Drill Ihnen in Bezug auf die Stärke des Schwindels geholfen hat. Manche Drills können auch gut während des Aufstehens absolviert werden und dabei helfen, den Schwindel zu reduzieren. Stellen Sie sicher, dass sie sich im Falle einer Ohnmacht durch Gegenstände in Ihrer Umgebung nicht verletzen können!

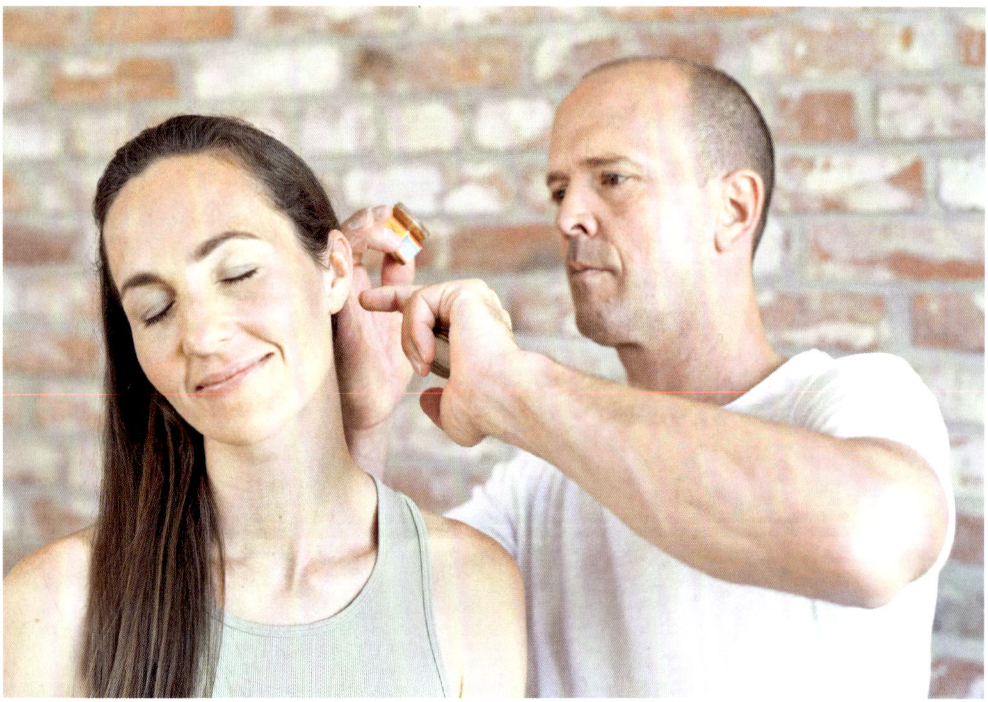

Werden Sie beim Testen Ihres Nervensystems kreativ – Tigerbalsam am Ohr sorgt zum Beispiel für eine Stimulation lokaler Chemorezeptoren, kann den Vagusnerv aktivieren und Re-Tests verbessern.

DIE KDS-EFFEKTE

Natürlich geht es Ihnen nicht darum, eine bessere Pistolendrehung, eine bessere Rotation zu machen oder einen besseren Perfusionsindex zu haben. Aber diese Veränderungen und Verbesserungen sind erste Boten einer langfristigen dauerhaften Veränderung. Im Laufe weniger Wochen werden Sie immer mehr positive Veränderungen in Ihrem Alltag feststellen. Ich nenne das gerne die »KDS-Effekte«. Weil meine Klientinnen und Klienten, Absolventinnen oder Absolventen von Seminaren und Trainings immer wieder diese typischen »Kann das sein ...«-Fragen stellen, hier eine Auswahl:

»Ich habe zum ersten Mal wieder eine Nacht durchgeschlafen, kann das sein, dass das auch vom Training kommt?«
»Ich sehe beim Autofahren am Abend besser, kann das sein, dass ...«
»Ich bin irgendwie viel konzentrierter bei der Arbeit, kann das sein, dass ...«
»Ich habe gar keine emotionalen Ausbrüche mehr, kann das sein ...«
... und viele KDSs mehr.

Die Antworten lauten jeweils »Ja, das kann sein!«. Gib einem Gehirn einen Input – in der richtigen Dosis, nach der es sich sehnt –, und schon ist es happy. Wenn es happy ist, dann fluppt alles besser, Sie können Dinge, die bisher nicht gingen, Sie tun wieder Dinge, die Sie bisher vermieden haben, Sie haben mehr Energie und vieles mehr. Wundern Sie sich also nicht, erwarten Sie unbedingt die KDS-Effekte und halten Sie Ausschau nach ihnen. Notieren Sie Ihre KDS-Effekte in Ihrem Trainingstagebuch und freuen Sie sich über die kleinen Siege!

NEURO-TIPP: **Aufmerksamkeit für jeden kleinen Schritt!**

Viele Menschen bemerken ihre Fortschritte kaum. Jeder kleine Schritt ist aber wichtig und sollte (an-)erkannt werden.

Es ist wichtig, den Status quo aufzuschreiben und gelegentlich zu überprüfen, welche Verbesserungen Sie erreicht haben. Und: Die meisten Menschen **über**schätzen, was sie in einer Woche erreichen können, und **unter**schätzen, was sie in ein paar Monaten erreichen können. Deshalb: Notieren Sie Ihre Fortschritte und trainieren Sie Ihre Dankbarkeit.

NEURO-INFO: **Biofeedback mit Test/Re-Test**

Mit der Test-/Re-Test-Methode überprüfen Sie, ob Ihr Gehirn durch einen Übungsreiz dazu in der Lage ist, einen besseren Output zu produzieren. Bessere Outputs sind:

- Gesteigerte Koordination (getestet durch Hand-RAPS)
- Gesteigerte Balance (getestet durch Zombistand)
- Gesteigerte Beweglichkeit (getestet durch Pistolendrehung)
- Gesteigerte autonome Regulation (getestet durch Perfusionsindex, Puls und Sauerstoffsättigung).

Kategorisierung der Drills

Im nächsten Kapitel beginnt das Training. Sie werden jeden Drill, der für Ihre Symptomgruppe vorgesehen ist, mit dem Test/Re-Test-Verfahren überprüfen. Je nachdem, welches Re-Test-Ergebnis ein Drill erzielt, kategorisieren Sie den Drill als Power-Drill, Reha-Drill oder einen neutralen Drill. Was das bedeutet, erfahren Sie in der Tabelle:

Power-Drill	Reha-Drill	Neutraler Drill
Ein Drill, der den Re-Test oder mehrere Re-Tests verbessert ↓	Ein Drill, der den Re-Test schlechter macht. ↓	Ein Drill, der Sie weder besser noch schlechter macht. ↓
Ihr Nervensystem hat positiv reagiert und ist happy! ↓	Ihr Nervensystem reagiert mit Schutzreaktionen! ↓	Ihr Nervensystem kann die Anforderungen für diesen Drill sehr gut erfüllen. Die Verarbeitung der Reizsignale funktioniert prima! ↓
Sie können diese Reize in jedes Training einbauen und mit der Dosierung spielen. Machen Sie so viel davon, wie Sie vertragen!	Diese Drills trainieren Sie vorerst nicht! »Reha« kommt von »Rehabilitation«. Es gibt keine Bewegung und keinen Reiz in diesem Buch, auf die Ihr Gehirn mit Schutzreflexen reagieren müsste. Im weiteren Verlauf Ihres Trainings werden Sie diese Reize rehabilitieren.	Versuchen Sie, die Wiederholungsanzahl ein wenig zu erhöhen, und re-testen Sie dann noch mal. Die neutralen Drills sind hilfreich und wichtig, weil wir sie zusammen mit den Power-Drills später nutzen, um die Reha-Drills zu rehabilitieren.

UNGELIEBTE DRILLS

Sie werden vielleicht feststellen, dass es Drills gibt, die Sie nicht mögen. Oft sind das Drills, die schwerfallen. Das macht nichts. Wenn Sie diese Drills positiv re-testen, diese also Power-Drills für Sie sind, dann machen sie Sie besser! Sie werden auch Drills finden, die Ihnen leichtfallen, die aber allenfalls ein neutrales oder gar negatives Re-Test-Ergebnis bringen. Auch das ist nicht weiter schlimm. Passen Sie einfach Ihre Drills fortlaufend an!

AUF DER SUCHE NACH DEM POWER-DRILL

Finden Sie heraus, welche Reize Ihr Nervensystem unmittelbar besser funktionieren lassen. Mehr Rotation möglich als vorher? Also besser! Bessere Balance als vorher? Also besser! Besserer Perfusionsindex als vorher? Also besser!

Suchen Sie Drills, die Sie besser machen! Und trainieren Sie dann diese Drills.

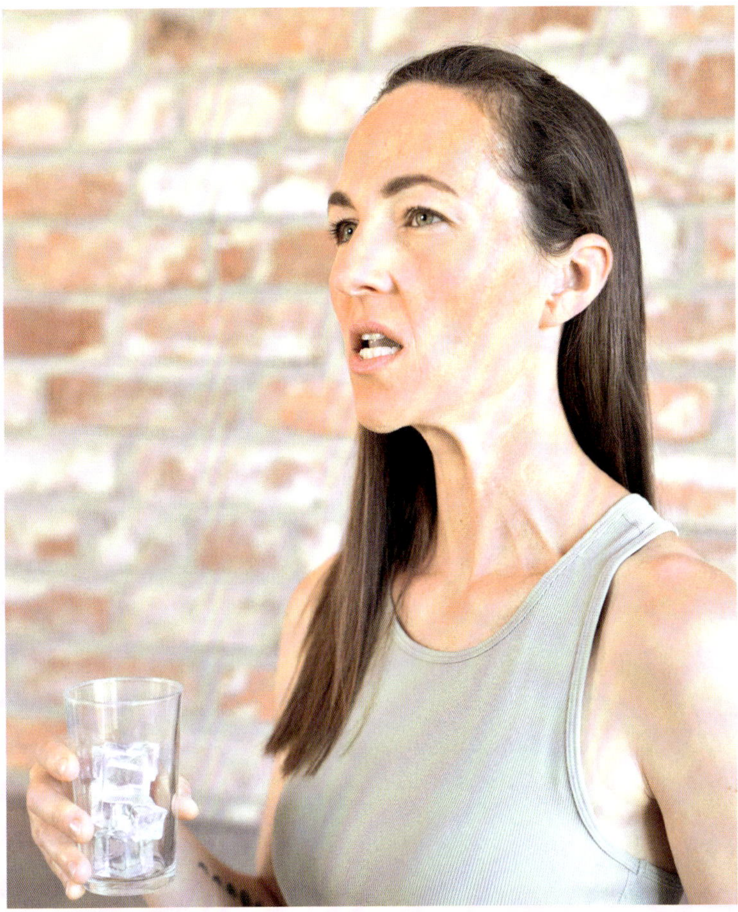

Kältestimulation im Mund mit Eis ist leicht umzusetzen.

Das Training – die Drills

Vor den eigentlichen Drills kommen die vorbereitenden Drills – die Warm-ups. Sie sind wichtig, denn sie bereiten das Nervensystem auf Belastung vor und können dabei helfen, schnellere und nachhaltigere Ergebnisse zu erzielen. Diese Drills sind für alle Gruppen gleich, denn ich habe die Erfahrung gemacht, dass fast alle Menschen entweder gar nicht, also neutral, oder gut, also positiv darauf reagieren.

Der Aufbau des Trainings

Auf die Warm-ups bauen die Haupttrainings-Drills je nach Symptomgruppe auf, die Sie auf eine höhere Herz-Kreislauf-Belastung vorbereiten und die individualisiert sind.

Anschließend kommen Drills für Fortgeschrittene und Variationen. Bei diesen Drills ist nicht unbedingt die Schwierigkeit höher. Sie sind einfach etwas anstrengender oder haben einen leicht anderen Fokus. Probiere Sie sie aus. Wenn Sie diese Drills positiv re-testen, können Sie sie ebenfalls in Ihr Programm einbauen. Wenn Sie noch nicht positiv re-testen, versuchen Sie sich später noch mal daran.

Ab Seite 126 finden Sie Vorschläge dafür, wie Sie Ihren Geruchs- und Geschmackssinn trainieren können. Absolvieren Sie Geruchs- und Geschmackssinntrainings zusätzlich täglich, sofern Sie Probleme damit haben. Bitte denken Sie nicht, dass gut riechen zu können »nicht so wichtig« ist. Riechen aktiviert viele Gehirnbereiche, und wir wollen, dass diese Gehirnbereiche allesamt wieder aktiv werden, anstatt im Dornröschenschlaf zu verharren, was später zu Problemen führen kann. Zum Schluss finden Sie eine Liste mit alternativen Atemübungen, mit denen Sie für Abwechslung sorgen können, ab Seite 122.

Der zugrundeliegende Ablauf einer Trainingseinheit ist wie folgt:

Schritt 1: Lesen Sie die Beschreibung des ersten ausgewählten Drills und machen Sie sich damit vertraut.
Schritt 2: Absolvieren Sie Ihre favorisierten Tests aus den Seiten 46 – 60.
Schritt 3: Absolvieren Sie den Drill wie beschrieben.
Schritt 4: Re-testen Sie die Tests aus Schritt 2.
Schritt 5: Vor jedem Kapitel finden Sie eine Tabelle, in der Sie die Wirkung der darin enthaltenen Drills kategorisieren können. Kreuzen Sie dort entsprechend das Re-Test-Ergebnis in der Tabelle bei NEUTRAL, REHA oder POWER an.
Schritt 6: Wiederholen Sie Schritt 1 bis 5 für alle folgenden Drills in jedem Kapitel.

Am Ende dieses Prozesses übertragen Sie Ihre Power-Drills in die Tabelle »Meine Drills« auf der nächsten Seite. Am besten, Sie kopieren sich die Seite mit den Tabellen vorher ein paarmal. Dann können Sie Ihre Drills samt absolviertem Umfang (Anzahl oder Dauer der Ausführung) eintragen und gegebenenfalls für die nächste Woche anpassen.

In den Wochenplan (Tabelle in der Mitte der nächsten Seite) tragen Sie ein, wie oft Sie pro Tag die Drills auf der Liste »Meine Drills« absolviert haben. Machen Sie ein Kreuz pro Tag, wenn Sie einmal trainiert haben, und fünf Kreuze für fünf Trainingseinheiten. Machen Sie einen Kreis für jedes Warm-up.

Dokumentieren Sie in der Tabelle ganz unten jeden Morgen, wie gut Sie geschlafen haben und wie Ihr Energielevel nach dem Aufstehen ist. Notieren Sie ebenso am Abend Ihr Energielevel und Ihre allgemeine Stimmung an diesem Tag. Außerdem können Sie den Bestwert Ihres Perfusionsindex an diesem Tag eintragen. Wie Sie das Training anpassen und erweitern, können Sie ab S. 119 lesen.

So bekommen Sie über die Wochen einen Überblick und können Ihr Training selbst planen und steuern.

Übungsplan zum Ausfüllen

Meine Drills: Individuelle Liste je nach Symptomgruppe	
1	
2	
3	
4	
5	
6	
7	
8	
9	
10	

Wochenplan: Absolvierte Warm-ups und Trainingseinheiten

Mo	Di	Mi	Do	Fr	Sa	So

	Mo	Di	Mi	Do	Fr	Sa	So
Schlaf							
Energielevel am Morgen 0 – 10							
Energielevel am Abend 0 – 10							
Stimmung 0 – 10							
Perfusion Bestwert							

Die Warm-up-Drills

Die folgenden Drills dienen als Warm-up. Warm-ups werden gerne weggelassen. Diese Warm-ups sind aber ein Booster. Sie gewinnen keine Zeit, Sie verlieren am Ende Zeit, wenn Sie sie weglassen.

Mit diesen vorbereitenden Drills erhöhen Sie nämlich die Wirksamkeit aller nachfolgenden Drills. Das Warm-up nimmt ungefähr fünf Minuten in Anspruch und ist für alle Übungsgruppen gleich. Danach können Sie zu den weiteren Übungen aus dem Hauptprogramm je nach Symptomgruppe übergehen. Bauen Sie diese Übungen immer vor jedem Training ein!

Drill	Power-Drill	Reha-Drill	Neutraler Drill
Neurolymphatische Reflexzonen nach Chapman (»Chapmanpunkte«)	☐	☐	☐
Vibration Zunge und Zähne	☐	☐	☐
Zungenkreise	☐	☐	☐
Zungenunterseite an Gaumen drücken	☐	☐	☐
Zunge in Backe drücken	☐	☐	☐
Vibration im rechten oder linken Ohr	☐	☐	☐

SELBSTMASSAGE DER REFLEXZONEN NACH CHAPMAN

Frank Chapman beschrieb im frühen 20. Jahrhundert sogenannte neurolymphatische Reflexzonen. In der Neuroathletik wurde dieser Begriff erweitert, wir aktivieren größere Bereiche, in denen mehrere dieser Reflexzonen liegen.

- Atmen Sie die ganze Zeit durch die Nase und versuchen Sie, in den Bauch zu atmen.
- Testen Sie sich.
- Massieren Sie Ihr Sternum kräftig mit den Knöcheln Ihrer Faust von oben nach unten. ▶ 1 und ▶ 2
- Massieren Sie Ihre Rippenbögen mit den Knöcheln Ihrer Fäuste vom unteren Sternum bis zu den Seiten, so weit, wie Sie kommen, auf beiden Seiten. ▶ 3 und ▶ 4
- Massieren Sie sich für ca. eine Minute.
- Re-testen Sie sich. Nehmen Sie diese Aktivierung auf jeden Fall immer mit in Ihr Programm auf, auch wenn Sie sie nicht als Power-Drill re-testet haben. Nur wenn der Re-Test negativ ausfiel, dann lassen Sie die Sternummassage aus.

1

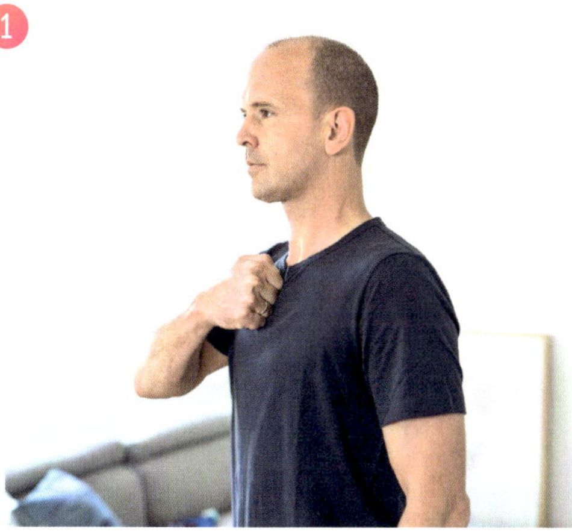

2

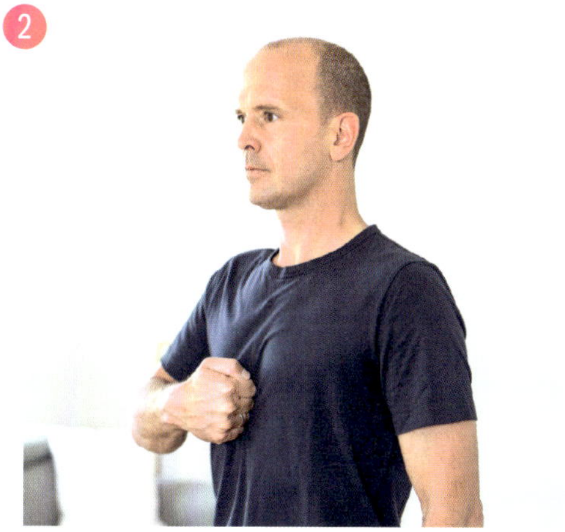

3

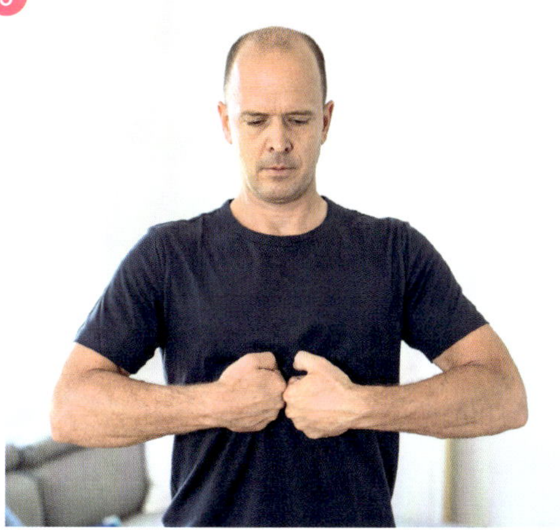

4

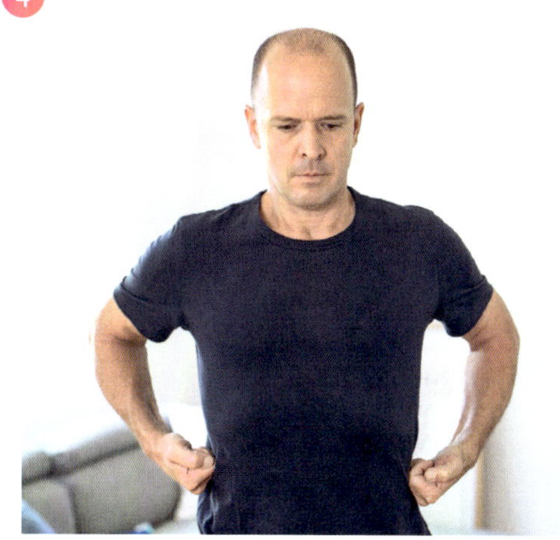

VIBRATION MIT BEISSEN

Ein etwas seltsam anmutendes »Training«, aber ein geeigneter Reiz für uns, um einerseits die vordere Insula und andererseits eine Region des Gehirns, die an der Vorbereitung von Bewegung beteiligt ist, zu aktivieren. Sie scheinen essenziell zu sein, damit wir Gedanken in Bewegungen umsetzen können. Zudem gibt es Hinweise, dass eine Aktivierung der Zunge dabei hilft, alle Übungen, die danach kommen, besser zu lernen.

Fokuspunkt der Bewegung

Vibration auf Zunge und Zähne

- Testen Sie sich.
- Nehmen Sie eine elektrische Einwegzahnbürste oder ein Z-Vibe und beißen Sie mit den Schneidezähnen auf die Bürste, sodass die Vibrationen möglichst stark auf Ihre Zähne und in Ihren Kiefer übertragen werden.
- Wechseln Sie nach 30 Sekunden die Position, beißen Sie nun mit den Backenzähnen rechts, später mit links auf die Zahnbürste.
- Vibrieren Sie die Zähne für ca. eine Minute.
- Re-testen Sie sich (Nehmen Sie diese Aktivierung auf jeden Fall immer mit in Ihr Programm auf. Nur wenn der Re-Test negativ ausfiel, lassen Sie die Vibration weg).

NEURO-INFO: **Zungen-Drills**

Zungen-Drills gehören zu meinen absoluten Lieblingsübungen. Sie sind sehr leicht zu lernen und sie zeigen hervorragende Wirkungen, sowohl kurzfristig als auch langfristig. Sie sind sehr effektiv bei sehr wenig Aufwand. Die Zungen-Drills sind hervorragende Drills zur Insulaaktivierung, sie aktivieren ebenso das mittlere Kleinhirn, das unter anderem für die Bewegungskorrektur der Wirbelsäule und der Augenmuskeln zuständig ist. Und sie wirken vor allem auch auf die sogenannte Supplementary Motor Area, einem Bereich im Gehirn, der an der Bewegungsvorbereitung von beidseitigen Bewegungsmustern beteiligt ist. Unsere Atmung braucht beidseitig koordinierte Bewegung, deshalb tun Zungen-Drills auch der Atmung gut.

Das ist aber nicht alles. Neuronal gesehen ist die Zunge eine sehr wichtige Schnittstelle zwischen Organismus und Umwelt. Über den Mund nehmen wir Nahrung und Flüssigkeiten auf. Es ist aus evolutionstheoretischer Perspektive daher sinnvoll, dass unser Nervensystem im Mundbereich sehr feine Securitychecks platziert hat. Wissenschaftler auf der ganzen Welt haben die Bedeutung der Zunge als »Tor zum Gehirn« erkannt, und es gibt viele interessante Ansätze, Übungen mit der Zunge in neuralen Re-Trainings und zur Rehabilitation nach traumatischen Verletzungen oder Krankheiten einzusetzen. Zahlreiche Studien zeigen, dass die Aktivierung der Zunge neuroplastische Prozesse sowie das Lernen begünstigt. Wenn Sie also Zungen-Drills vor Ihrem Haupttraining einsetzen, verbessern Sie Ihre Chancen, schnell und nachhaltig zu regenerieren.

ZUNGENKREISE MIT GESCHLOSSENEM MUND

Fokuspunkt der Bewegung

Gefühl auf der Zunge – gleichmäßige Bewegung

- Testen Sie sich.
- Fahren Sie mit der Zungenspitze über die äußeren Flächen Ihrer Schneidezähne und Backenzähne, sodass Sie mit Ihrer Zunge einen möglichst großen Kreis in Ihrem Mund beschreiben. ▶ 1 bis ▶ 4
- Machen Sie dies ca. 30 Sekunden bis eine Minute lang. Wechseln Sie die Richtung!
- Re-testen Sie sich. Notieren Sie das Ergebnis in der Tabelle.

1

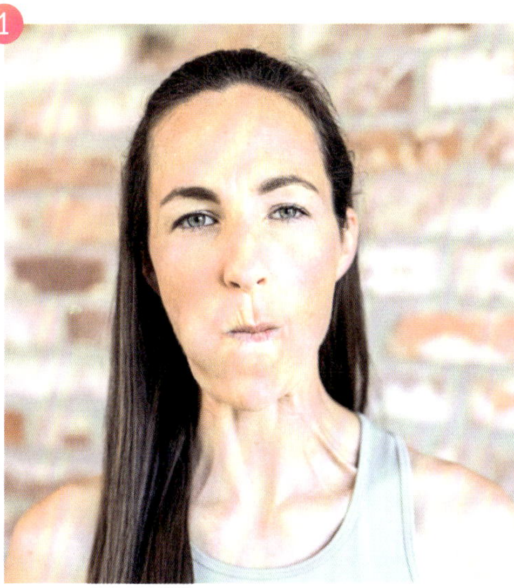

2

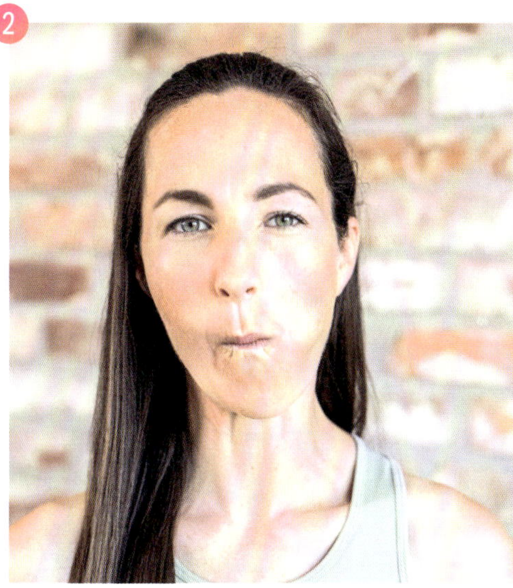

3

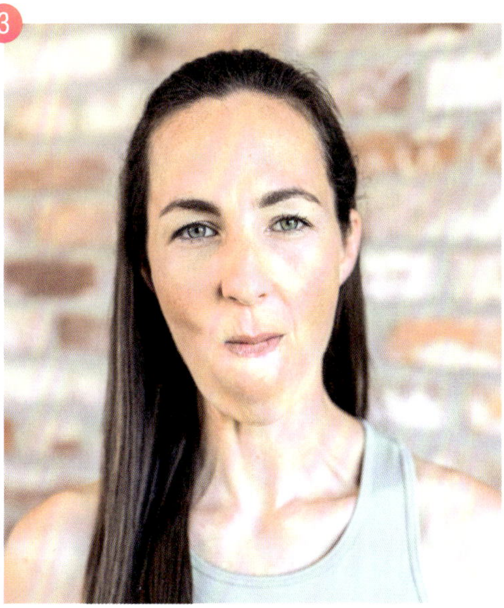

4

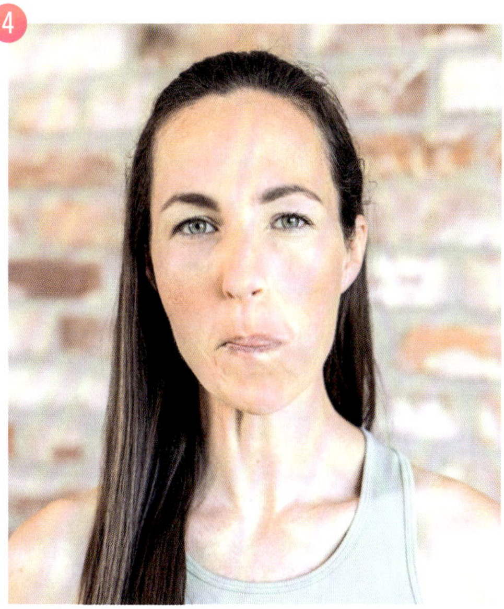

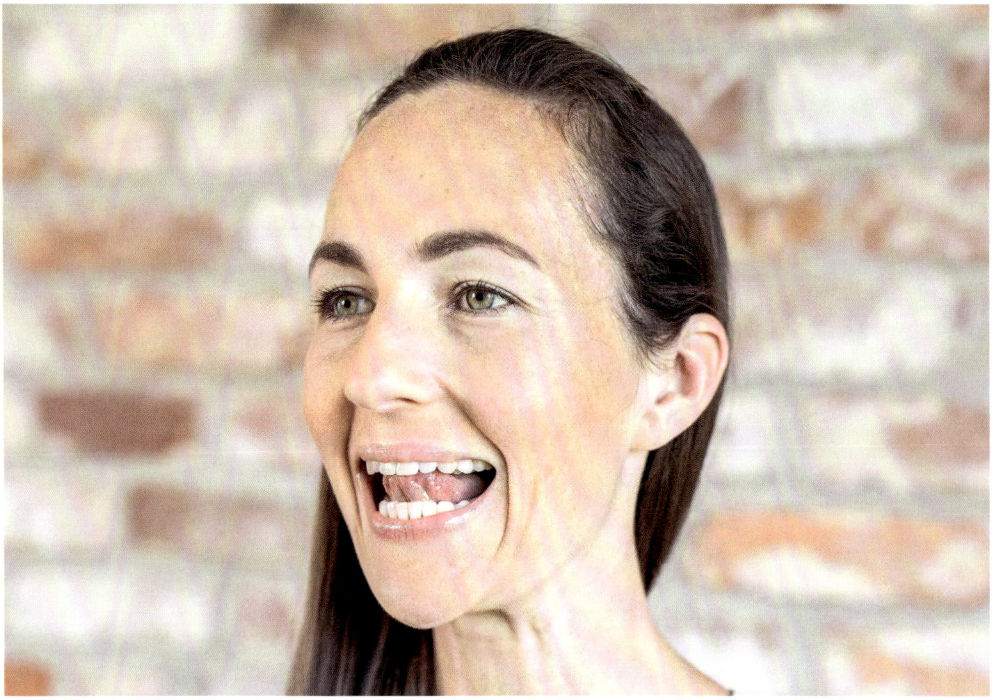

MIT DER ZUNGENUNTERSEITE GEGEN DEN GAUMEN DRÜCKEN – ZUNGENSTRETCH

Fokuspunkt der Bewegung

Gleichmäßigen Druck erzeugen, leichtes Stretchgefühl

- Testen Sie sich.
- Rollen Sie Ihre Zunge so, dass die Unterseite der Zungenspitze den Gaumen berührt. Versuchen Sie nun, möglichst viel Fläche der Unterseite der Zunge mit dem Gaumen in Kontakt zu bringen, und drücken Sie mit der Unterseite der Zunge fest gegen den Gaumen. Halten Sie die Position für 30 Sekunden bis zu einer Minute.
- Re-testen Sie sich. Notieren Sie das Ergebnis in der Tabelle.

ZUNGE IN RECHTE UND LINKE BACKE DRÜCKEN

Fokuspunkt der Bewegung

Gleichmäßige Krafterzeugung in der Zungenwurzel

- Testen Sie sich.
- Drücken Sie Ihre Zunge so stark wie möglich mit konstantem Druck in die rechte Backe. Sie können von außen mit der Hand leichten Gegendruck geben.
- Als Vorbereitungs- oder Steigerungs-Drill: ca. 30 Sekunden bis eine Minute durchführen.
- Re-testen Sie sich. Notieren Sie das Ergebnis in der Tabelle.
- Drill mit Zungendruck in der linken Backe wiederholen.
- Re-testen Sie sich. Notieren Sie das Ergebnis in der Tabelle.

VIBRATION IM RECHTEN (LINKEN) OHR

Fokuspunkt der Bewegung

Entspannung, ruhige Nasenatmung mit langer Ausatemphase

- Testen Sie sich.
- Setzen Sie mit einer vibrierenden, elektrischen Einwegzahnbürste, einem Z-Vibe oder dem Elektroakupunkturgerät einen mechanischen oder elektrischen Reiz an Ihr rechtes Ohr in dem abgebildeten Gebiet.
- Bei elektrischer Stimulation sind sehr leichte, kaum wahrnehmbare Impulse völlig ausreichend – viel hilft **nicht** viel!
- Ca. 1 – 3 Minuten durchführen.
- Re-testen Sie sich. Notieren Sie das Ergebnis in der Tabelle.
- Drill mit dem anderen Ohr wiederholen, wenn am rechten Ohr keine hilfreichen Ergebnisse erzielt wurden.

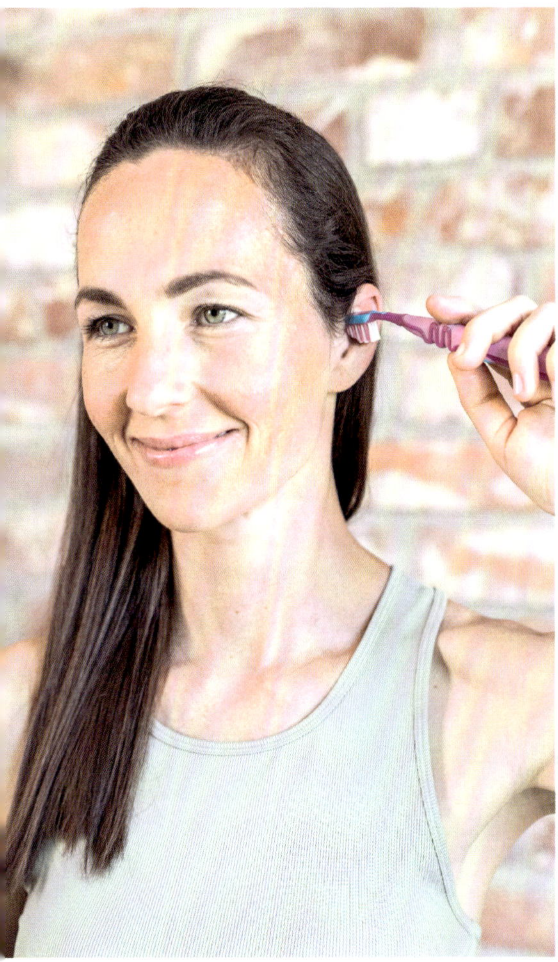

NEURO-INFO: **Minimalinvasive Vagusnervstimulation**

Das Ohr ist ein in der traditionellen chinesischen Medizin beliebter Akupunkturpunkt für verschiedene Organe, die interessanterweise durch unseren 12. Hirnnerv, den Nervus vagus, gesteuert werden. Der Vagusnerv ist wichtig für unsere Gesundheit und unser Wohlbefinden. Ist er zu wenig aktiv, dann hat das Auswirkungen auf unseren Herzrythmus, unsere Magen-Darm-Funktion und auf die Entzündungswerte im Blut. Störungen wie Depressionen, Angstzustände, Rheuma und chronische Müdigkeit sind ebenfalls mit Vagusnervdysfunktionen assoziiert, und die Ergebnisse von Studien zur Behandlung dieser Probleme mit Vagusnervstimulation über das Ohr sind sehr vielversprechend. Im Ohr befindet sich ein kleiner Ast des Vagusnervs, den wir mit Vibration oder elektrischer Stimulation ein wenig kitzeln und so sehr gut aktivieren können. Eine vermeintlich einfache Stimulation, aber mit Resultaten, die schon viele Ärzte meiner Klienten nicht für möglich hielten.

Herzliche Gratulation! Sie haben den ersten Teil geschafft! Ihr Gehirn ist nach diesem kleinen Warm-up sehr gut vorbereitet und in einem Zustand, in dem das Training optimal wirken kann. Was machen Sie jetzt damit? Mal angenommen, Ihre Testliste sieht nun so aus:

Drill	Power-Drill	Reha-Drill	Neutraler Drill
Massage Chapmann Reflexzonen	☑	☐	☐
Vibration Zunge und Zähne	☐	☐	☑
Zungenkreise	☑	☐	☐
Zungenunterseite an Gaumen drücken	☐	☐	☑
Zunge in Backe drücken	☐	☐	☑
Vibration im rechten oder linken Ohr	☑ re	☐	☐

Dann hätten Sie ein schönes kleines Warm-up, nämlich zuerst 1–2 Minuten die Reflexzonen kurz abreiben und in den Bauch atmen, währenddessen können Sie sogar schon die Zähne und die Zunge vibrieren, also auf eine Zahnbürste beißen, das geht gut freihändig, und beides gleichzeitig erhöht die Aktivierung und spart auch noch Zeit! Nach 1–2 Minuten können Sie das Ohr (im oberen Beispiel rechts) vibrieren und dabei Zungenkreise machen! Nach maximal vier Minuten sind Sie dann schon mit dem Warm-up fertig und können die anderen Schwerpunktübungen aus Ihrem Hauptprogramm absolvieren.

Die Haupttrainings-Drills

Die Haupttrainings-Drills sind in vier Gruppen entsprechend der Hauptsymptome eingeteilt. Es ist davon auszugehen, dass diese Hauptsymptome jeweils andere Aktivierungen benötigen. Bitte ordnen Sie sich selbst in die Kategorie ein, zu der Sie sich am ehesten zugehörig fühlen. Beginnen Sie mit den Drills, die Ihrer Kategorie zugeordnet sind, starten Sie mit dem Testen der Drills und beginnen Sie das Training der Power-Drills.

ZU WELCHER ÜBUNGSGRUPPE GEHÖREN SIE?

Übungsgruppe Tachykardie	**Übungsgruppe Bradykardie**	**Übungsgruppe POTS**	**Übungsgruppe Arrhythmie**
»Mein Herzschlag ist tendenziell eher zu schnell, mein Herz rast bei geringer Belastung.«	»Mein Herzschlag ist eher zu langsam bei Belastung.«	»Wenn ich aufstehe, wird mir schwindelig, beim Gehen wird mir schwindelig, ich bin schnell müde und außer Atem.«	»Mein Herz schlägt unregelmäßig, es springt, stolpert, schlägt nicht immer im Rhythmus, macht Pausen.«

Wenn Sie Hilfe brauchen, fragen Sie Ihren behandelnden Arzt oder Ihre behandelnde Ärztin.

Bitte beachten Sie: Es kann durchaus sein, dass einige der für Sie anhand der Symptome ausgewählten Drills super sind, andere hingegen gar nicht funktionieren. Auch wenn Sie sich einer Übungsgruppe zugeteilt haben, sollten Sie unbedingt alle Drills testen und re-testen! Und: Es kann sehr gut sein, dass der eine oder andere Drill aus einer anderen Übungsgruppe für Sie perfekt funktioniert, dann nehmen Sie diesen noch in Ihren Trainingsplan auf.

Beginnen Sie also zunächst mit den Drills, die für Ihre Gruppe vorgesehen sind. Wenn Sie damit fertig sind, können Sie danach die Drills in den anderen Gruppen zusätzlich testen und re-testen und sie – wenn sie denn helfen – mit in Ihr ursprüngliches Programm integrieren.

Zu schneller Herzschlag – Tachykardie: Die Drills

»Mein Herzschlag ist tendenziell eher zu schnell, mein Herz rast bei geringer Belastung.«

Schlägt das Herz immer zu schnell, ist davon auszugehen, dass das sympathische Nervensystem übereifrig ist und/oder sein Gegenspieler schläft. Hier müssen wir das sympathische Nervensystem etwas beruhigen und die Gehirnbereiche ansprechen, die in der Nachbarschaft liegen. Das können Sie am besten mit den folgenden Drills erreichen.

Übungen Tachykardie	Power-Drill	Reha-Drill	Neutraler Drill
Augendruck	☐	☐	☐
Schiel-o-Mat	☐	☐	☐
Schiel-o-Mat mit dem schwachen Auge	☐	☐	☐
Langes, hartes Ausatmen	☐	☐	☐
Box-Atmung	☐	☐	☐
Schnelle Wechselatmung	☐	☐	☐
Wechselnde Nasenlochatmung	☐	☐	☐
Einseitige Nasenlochatmung	☐	☐	☐
Summen »OM«	☐	☐	☐
Gurgeln	☐	☐	☐
Vertikale sanfte Blickverfolgung	☐	☐	☐
Ja-Ja mit Blickstabilisierung	☐	☐	☐
Brust-Presse	☐	☐	☐
Sofa-drücken	☐	☐	☐

AUGENDRUCK

Wenn wir müde, angespannt oder erschöpft sind, dann fassen wir uns manchmal an die Augen und reiben sie, oft gefolgt von einem entspannten Seufzer. Möglicherweise haben wir gelernt, dass uns das entspannt. Tatsächlich erzeugt das sanfte Drücken auf den Augapfel einen Reflex, der den Herzschlag verlangsamt: den sogenannten okulokardialen Reflex. Beim okulokardialen Reflex kommt es zu einer Verringerung von Herzfrequenz und Blutdruck und zu einer Vertiefung der Atmung. Bei Tendenz zu Tachykardie schlägt Ihr Herz zu schnell, deshalb können Sie diesen Reflex bewusst nutzen, um Ihre Verschaltung zur Normalisierung der Herzfrequenz zu verbessern.

- Testen Sie sich (am besten Pulsfrequenz und Perfusionsindex sowie Sauerstoffsättigung).
- Drücken Sie sanft mit Ihren Handballen auf die geschlossenen Augen. Üben Sie sanften Druck aus für 5 – 8 Sekunden.
- Atmen Sie kurz ein und dann langsam und verlängert aus. Machen Sie eine kurze Atempause, bevor Sie wieder (ein wenig) einatmen.
- Wiederholen Sie den Augendruck 3- bis 5-mal hintereinander. Achtung: Sind die Pausen zu kurz, nutzt sich der Reflex ab und funktioniert nicht mehr. 30 Sekunden bis zu einer Minute Pause sollte der Test dauern.
- Re-testen Sie sich. Pulsfrequenz und Perfusionsindex sowie Sauerstoffsättigung messen. Eine Verringerung des Herzschlags um bis zu 20 % ist möglich, normal sind 5 – 10 %.

Weitere Übung: Schiel-o-Mat siehe Seite 112

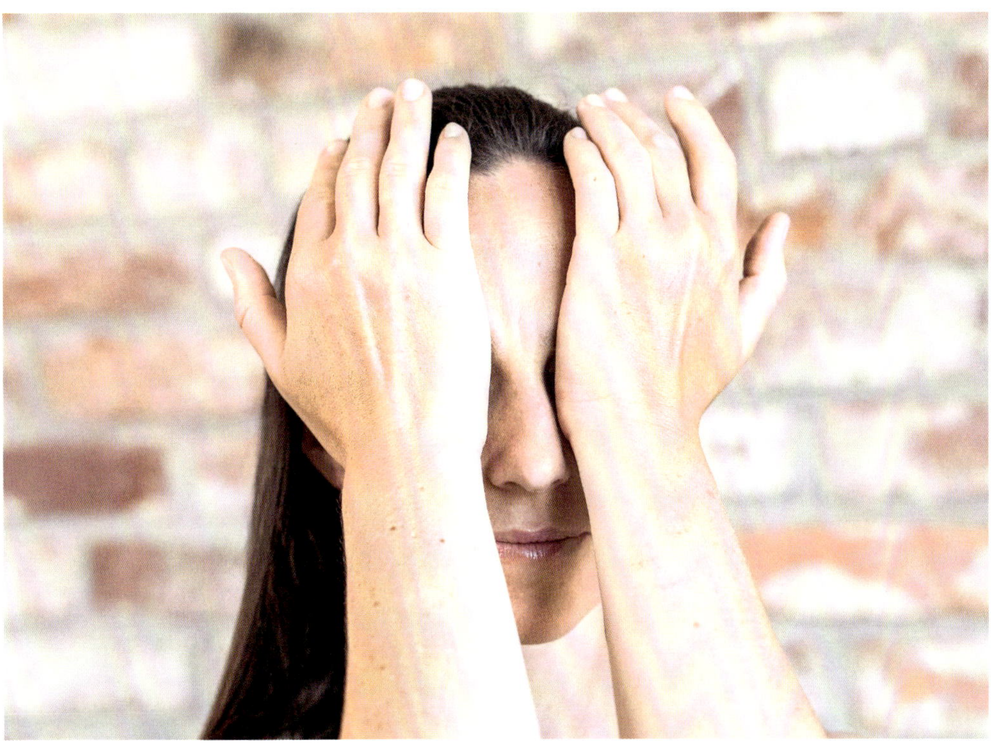

LANGES, HARTES AUSATMEN

Langes, hartes Ausatmen einerseits setzt einen Trainingsreiz für die Ausatemmuskulatur, andererseits einen Trainingsreiz für die *Medulla* (Markhirn) im Stammhirn.

- Testen Sie sich.
- Sie können die Übung stehend oder sitzend durchführen. Im Sitzen ist es besser, wenn Sie Ihre Knie weit auseinandernehmen.
- Atmen Sie nun durch die Nase ein. ▶ 1
- Dann öffnen Sie den Mund und atmen Sie sehr schnell, stoßweise und sehr lange durch den Mund aus, während Sie sich mit dem Kopf nach vorne unten beugen. ▶ 2
- Wiederholen Sie dieses lange, harte Ausatmen 5- bis 6-mal.
- Re-testen Sie sich.

1

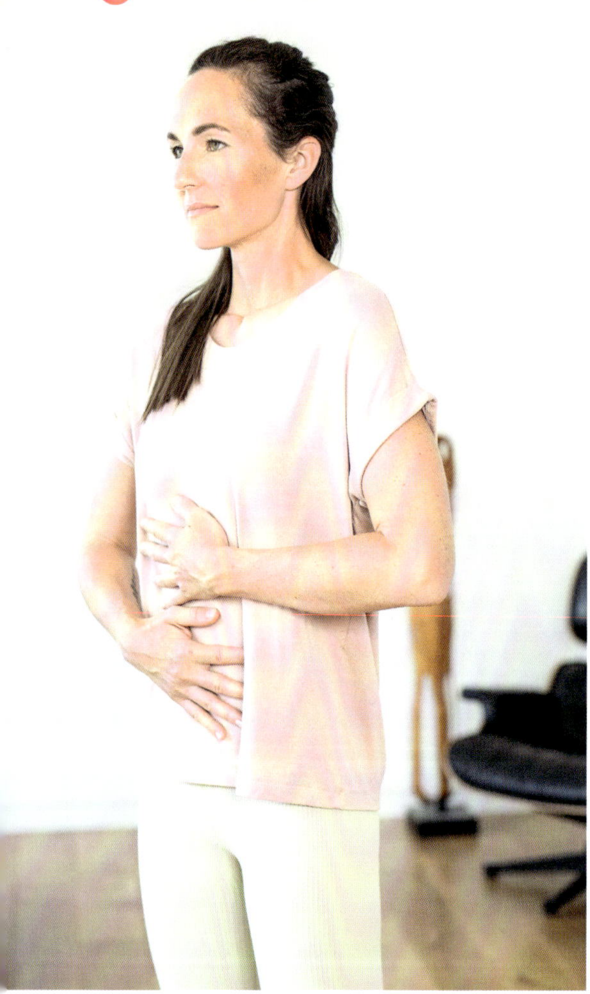

2

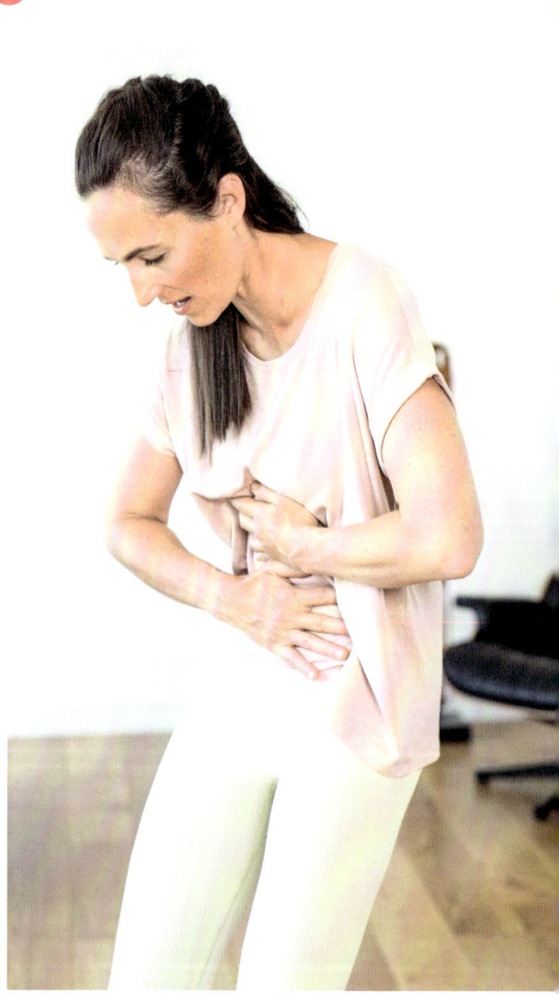

BOX-ATMUNG

Bei der Box-Atmung kommt es darauf an, ein gutes Timing bei den vier Phasen des Atemzuges zu entwickeln.

- Testen Sie sich.
- Sie können stehend oder sitzend atmen. Atmen Sie drei Sekunden durch die Nase ein. Pausieren Sie für drei Sekunden.
- Atmen Sie drei Sekunden durch die Nase aus.
- Pausieren Sie für drei Sekunden.
- Wiederholen Sie diesen Zyklus 10- bis 20-mal.
- Wenn drei Sekunden zu einfach waren, versuchen Sie, jeweils vier Sekunden einzuatmen, zu halten, auszuatmen, zu halten. Wenn Sie das schaffen, können Sie auch gerne mehr versuchen.
- Re-testen Sie sich.

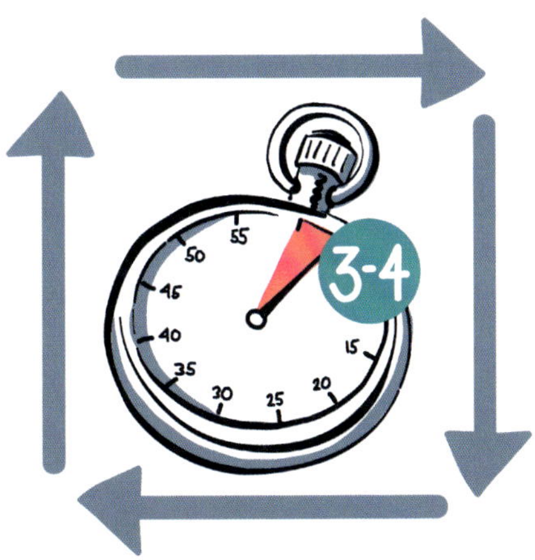

Stellen Sie sich den Ablauf der Box-Atmung wie abgebildet vor: Atmen und mitzählen – drei oder vier Sekunden einatmen – drei bis vier Sekunden Pause – drei bis vier Sekunden ausatmen – drei bis vier Sekunden Pause. Dann wiederholen!

NEURO-INFO: **Multifunktionelles Atemtraining**

Wir atmen 20.000 Mal pro Tag. Erkrankungen der Atemwege wie Lungenentzündungen, Bronchitis oder Covid verändern Atemtechnik, Atembiochemie und Atemgewohnheiten. Durch die damit veränderte Blutgaskonzentration verändert sich auch dauerhaft die Sauerstoffversorgung unseres Gehirns. Nach einer schweren Erkrankung wie COVID-19 ist es enorm wichtig, die Atmung vollständig zu rehabilitieren. Des Weiteren ist aktives Atmen ein hervorragender Stimulus für sehr viele Gehirnbereiche, die für eine stabile Körperhaltung und Balance zuständig sind. Atemtraining ist Balsam für die Insula. Die alten Yogis wussten zwar nicht, was sie auf neuronaler Ebene genau taten, heute aber wissen wir ziemlich viel darüber, warum ihre Atemtechniken so wertvoll sind.

SCHNELLE WECHSELATMUNG

Dieser Drill ist ein Atem-Drill für das Mittelhirn, mit dem Sie schwierige und belastende Situationen besser meistern können.

- Testen Sie sich.
- Starten Sie sitzend oder stehend. Ihre Lippen sind locker geschlossen.
- Atmen Sie scharf – mit einem kurzen, schnellen Stoß – durch die Nase ein, ▶ 1
- gefolgt von einem schnellen Ausatmen durch die Lippen, sodass ein leichter Phhhh-Ton entsteht. Das stoßweise Einatmen ist in etwa so, als ob Sie die Nase »hochziehen« würden, nur viel kürzer. ▶ 2
- Wiederholen Sie diese Sequenz schnell hintereinander, ein Atemzug sollte höchstens zu Beginn ca. eine Sekunde dauern. Besser eine halbe Sekunde. Sie werden die Geschwindigkeit mit etwas Routine verdoppeln können.
- Achten Sie darauf, dass Ihre Einatmung wirklich sehr kurz bleibt! Anfänger machen oft den Fehler, zu viel oder zu lange einzuatmen. Sie werden es spätestens dann merken, wenn Ihnen schwindelig wird. Die Lösung dafür: Kürzer einatmen!
- Starten Sie mit 20 bis 30 Sekunden, Sie können gerne auf mehrere Minuten erhöhen, solange Ihr Re-Test nicht negativ wird.
- Re-testen Sie sich.

PS: Wenn Sie gut darin geworden sind (das geht schnell, in ca. 1–2 Wochen), dann können Sie 5–10 Atemzüge in schneller Wechselatmung machen. Falls Sie dann in eine Situation kommen, in der Sie das Gefühl haben, dass Ihnen die Kräfte schwinden, können Sie mit dieser Atmung wieder zu Energie kommen und viel länger durchhalten. Das ist doch toll, oder?

1

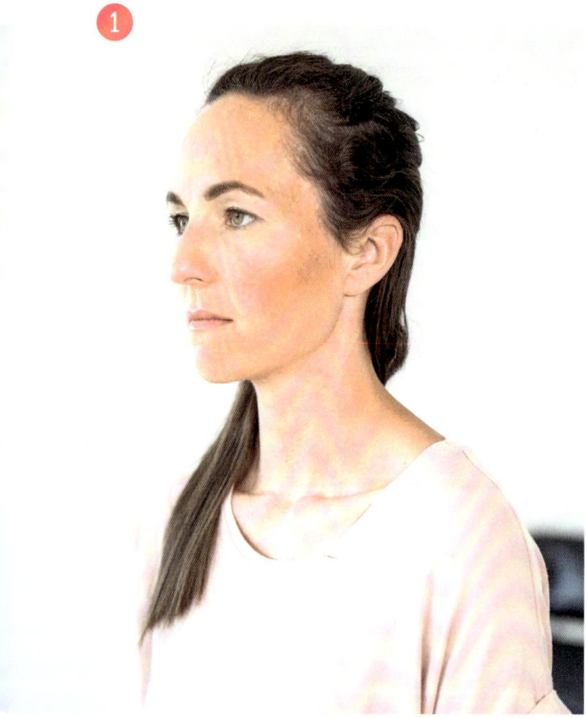

2

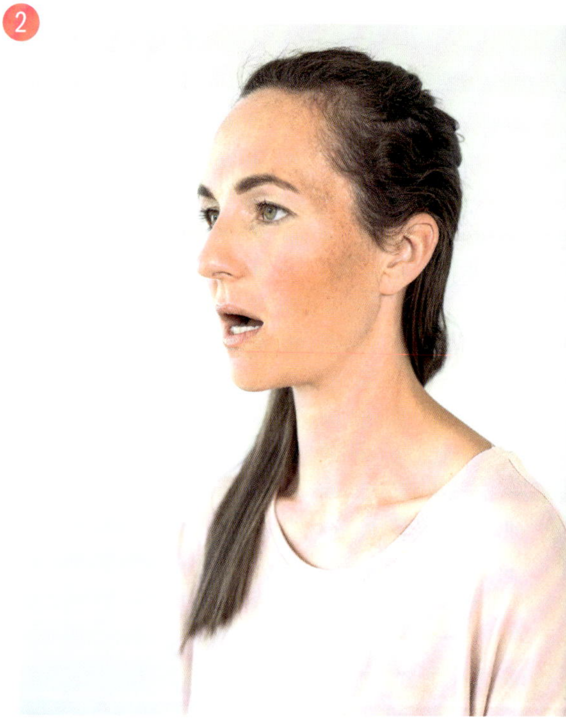

WECHSELNDE ODER EINSEITIGE NASENLOCHATMUNG

Dass die Nasenlochatmung einfach und wirkungsvoll ist, wussten schon die alten Yogis vor mehreren Tausend Jahren. Und die moderne Wissenschaft hat es in vielen Studien nachgewiesen.

Wechselnde Nasenlochatmung

- Testen Sie sich.
- Sitzen Sie entspannt.
- Atmen Sie aus.
- Halten Sie mit einem Finger das rechte Nasenloch zu.
- Atmen Sie durch das linke Nasenloch ein und halten Sie danach das linke Nasenloch zu.
- Atmen Sie nun durch das rechte Nasenloch aus und wieder ein.
- Wechseln Sie nun wieder, verschließen Sie das rechte Nasenloch und atmen Sie durch das linke Nasenloch aus und wieder ein.
- Wiederholen Sie dieses Abwechseln für bis zu fünf Minuten. Die Yogis beenden den Zyklus immer mit einer Ausatmung mit dem linken Nasenloch.
- Re-testen Sie sich.

Einseitige Nasenlochatmung

Eine schöne Studie aus dem Yoga-Heimatland Indien hat untersucht, wie sich das Atmen durch das rechte oder linke Nasenloch auf die Aktivierung des symphatischen und parasymphatischen Systems auswirkt. Die Teilnehmenden waren junge Medizinstudierende. Eine Gruppe atmete nur durch das rechte, eine Gruppe atmete nur durch das linke Nasenloch. Beide Gruppen übten für sechs Wochen 60 Minuten am Tag. Die Wissenschaftler fanden sehr starke Hinweise darauf, dass Atmen durch das linke Nasenloch die parasymphatische Aktivierung verbessert sowie die Herzfrequenzvariabilität. Wenn Sie also eher unter hohem Puls und/oder unregelmäßigem Herzschlag leiden, dann könnte das Atmen durch das linke Nasenloch für Sie sehr hilfreich sein. Wenn Ihre Re-Tests positiv sind, dann machen Sie mehr davon.

- Testen Sie sich.
- Sitzen Sie entspannt und atmen Sie aus.
- Halten Sie mit einem Finger das rechte Nasenloch zu.
- Atmen Sie durch das linke Nasenloch ein und aus. Ein Atemzug sollte ungefähr zehn Sekunden dauern. Also sechs Atemzüge pro Minute.
- Absolvieren Sie zunächst fünf Minuten lang diesen Drill.
- Re-testen Sie sich.

Weitere Übungen:

▶ Summen »OM« siehe Seite 109
▶ Gurgeln siehe Seite 110

VERTIKALE SANFTE BLICKVERFOLGUNG

Blickverfolgung bezeichnet eine sanfte Bewegung der Augen mit dem Ziel, ein sich bewegendes Ziel zu beobachten und es dabei scharf zu sehen. Wir können die Augen nur dann so sanft ohne Sprünge bewegen, wenn wir ein visuelles Ziel verfolgen. Ohne ein visuelles Ziel ist keine sanfte Blickverfolgung möglich. Auch wenn Ihre Re-Tests neutral sind, ist es empfehlenswert, sanfte Blickverfolgung zu üben, denn dieser Reiz aktiviert Ihr Gleichgewicht sehr gut.

Fokuspunkt der Bewegung

Sehe ich den Gegenstand scharf?

- Testen Sie sich.
- Sie beginnen in einer angenehmen Position, liegend, sitzend oder stehend, mit aufgerichteter Wirbelsäule.
- Bringen Sie das Ziel mittig in Augenhöhe. ▶ 1
- Bewegen Sie das Ziel dann nach oben, sodass Sie gerade noch das Ziel scharf sehen können. ▶ 2
- Bewegen Sie das Ziel von dort aus maximal weit nach unten, während Sie permanent

1

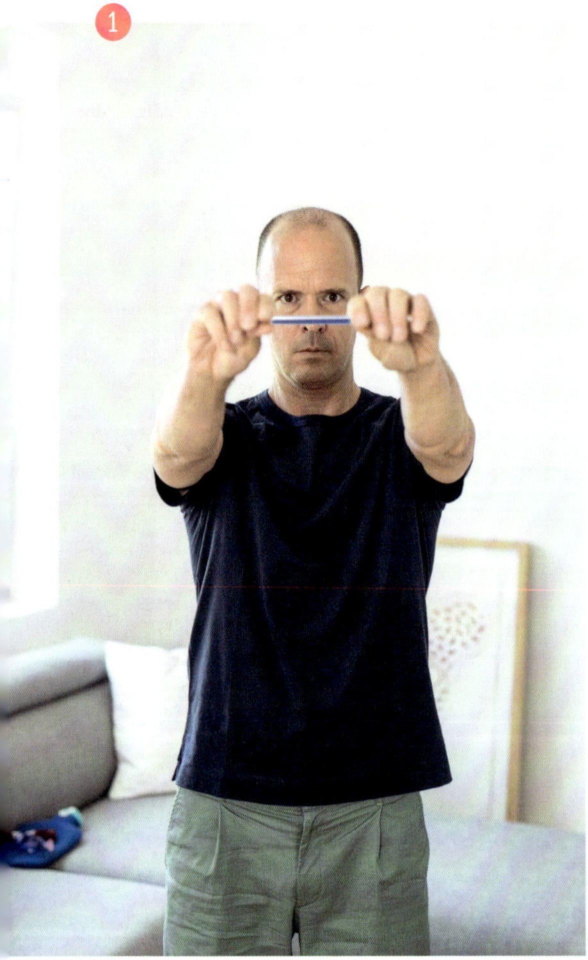

2

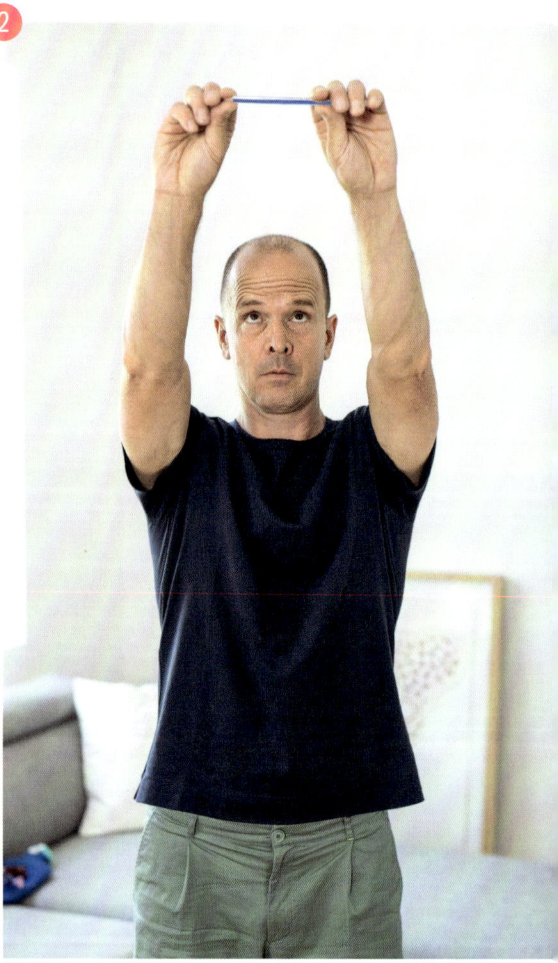

innerlich kontrollieren, ob Sie auch jederzeit den Gegenstand scharf sehen können. ▶ 3
Für eine Bewegung von oben nach unten oder von unten nach oben sollten Sie sich eine Sekunde Zeit nehmen (wenn Sie das Wort »einundzwanzig« aussprechen, ist das genau eine Sekunde). Achten Sie darauf, dass Ihr Kopf sich nicht mitbewegt!

- Absolvieren Sie ca. 10 – 20 Verfolgungen (einmal hinauf und wieder hinunter = eine Wiederholung).
- Re-testen Sie sich. Notieren Sie das Ergebnis in der Tabelle.

3

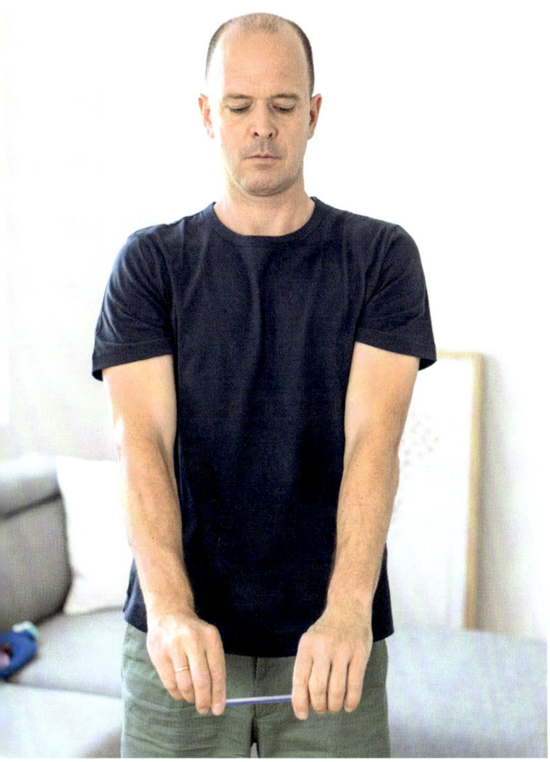

SCHWIERIGKEITEN MIT DER BLICKVERFOLGUNG?

Wenn Sie starke Probleme haben, können Sie Blickstabilisierungen mit Ja-Ja-Kopfbewegungen immer vorschalten. Das Signal aus den Bogengängen im Innenohr sollte die Augenmuskelbewegungen unterstützen.

Sie können diesen Test auch mit einem Auge ausführen. Decken Sie dafür ein Auge mit der Hand oder einer Augenklappe ab. Durch Test/Re-Test können Sie herausfinden, ob der Drill mit einem Auge effektiver für Sie ist.

Siehe auch: Ja-Ja mit Blickstabilisierung Seite 92

NEURO-INFO: **Isometrisches Anspannen**

Die nächsten beiden Übungen beinhalten isometrische Muskelkontraktionen. »Isometrisch« heißt, Muskeln anzuspannen, ohne dass dadurch Bewegung entsteht. Isometrisches Anspannen ist sehr einfach und hat viele sehr positive Effekte:

- Es senkt den Blutdruck.
- Es ist sehr gut zur Schmerzlinderung geeignet.
- Es ist ebenso sehr effektiv für den Muskelaufbau.
- Es hilft zur Verbesserung der Kraft.
- Es hilft bei Fibromyalgie.
- Und es aktiviert viele freie Nervenenden, die sogenannten C-Fasern, und diese aktivieren direkt die Inselrinde!

Alles in allem viel »bang for the buck« – viel Wirkung für wenig Aufwand.

BRUST-PRESSE

Die Brust-Presse umfasst das isometrische Anspannen der Brustmuskulatur, d. h. die Muskelspannung wird verändert, die Muskeln selbst werden aber weder gestreckt noch in die Länge gezogen.

Fokuspunkt der Bewegung

Entspannte, langsame Nasenatmung, Druck der Ellenbogen konstant halten

- Testen Sie sich. Wenn Sie ein Blutdruckmessgerät haben, können Sie auch Ihren Blutdruck messen.
- Sie sitzen oder stehen mit aufgerichteter Wirbelsäule und drücken Ihre Ellenbogen vor der Brust mit gleichbleibendem Druck zusammen. Wie fest? Ungefähr 30 % von Ihrer maximalen Kraft. Das reicht, denn Sie sollten den Druck über eine Minute halten können. Achten Sie darauf, dass Sie weiterhin entspannt und langsam durch die Nase atmen.
- Langsam ausatmen und auf keinen Fall die Luft anhalten!
- Re-testen Sie sich, gegebenenfalls auch Ihren Blutdruck.

SELBSTSTÄNDIG ANPASSEN

Bei einem schlechten Re-Test reduzieren Sie die Dauer auf 30 Sekunden. Bei einem guten Re-Test können Sie die Dauer gerne verlängern. In einer Studie wurden mit fünf Serien à drei Minuten Anspannung dreimal pro Woche über zehn Wochen sehr gute Ergebnisse erzielt. Aber niemand weiß, ob das für Sie ideal ist. Klar ist: Es braucht genügend Gesamtbelastung und Kontinuität über einen gewissen Zeitraum, um dauerhafte Erfolge zu erzielen.

▶ Weitere Übung: Sofa-drücken siehe Seite 104

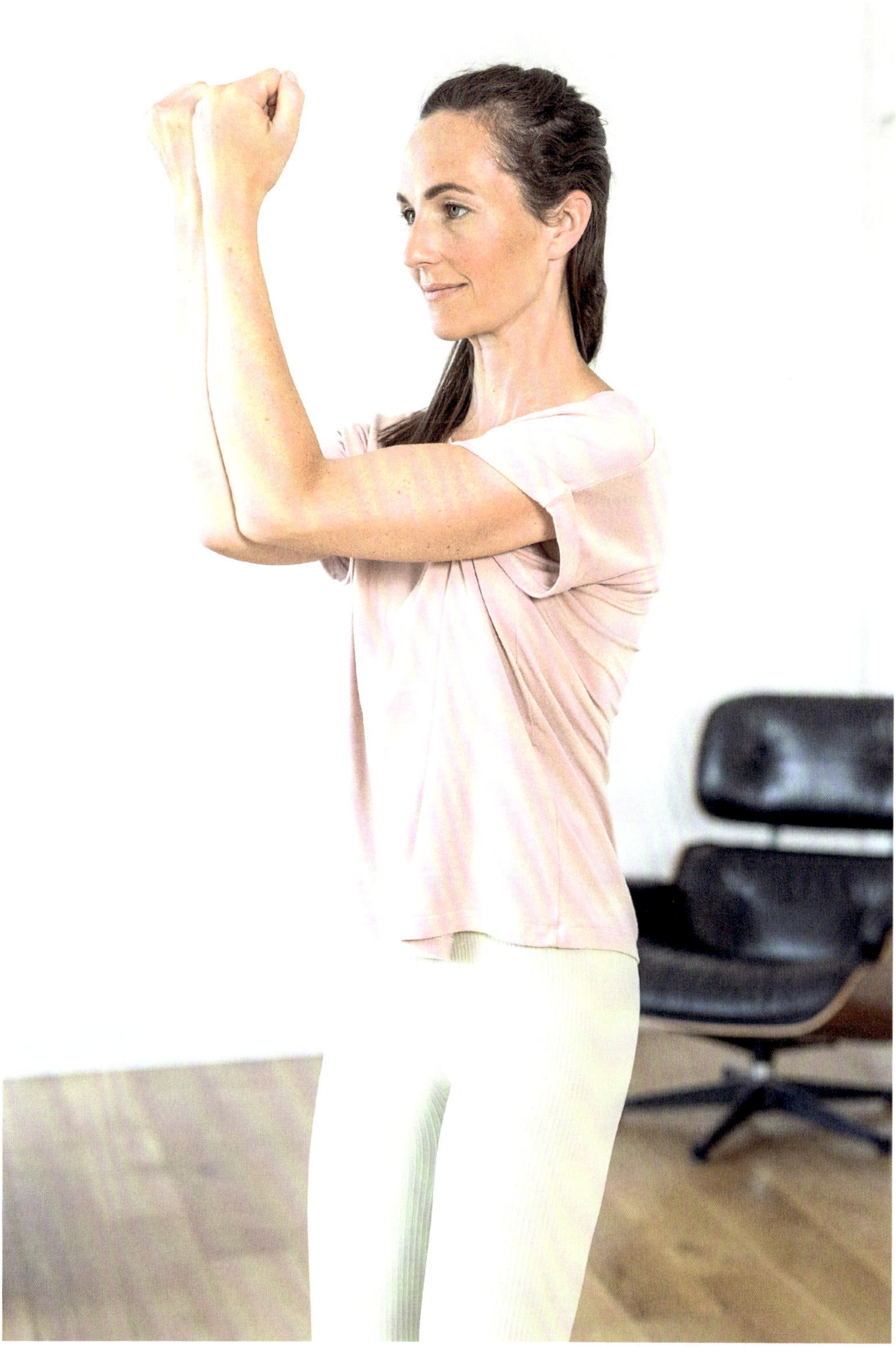

Zu langsamer Herzschlag – Bradykardie: Die Drills

»Mein Herzschlag ist eher zu langsam bei Belastung.«

Tendenziell zu langsamer Herzschlag ist das Gegenteil zur Tachykardie, die sogenannte Bradykardie. Das sympathische Nervensystem sollte eigentlich das Herz bei Belastung schneller schlagen lassen und mehr Blut in die Muskeln pumpen, stattdessen gibt es eine Art »Freezing«.

Ihnen fehlt Energie, weil Ihr autonomes Nervensystem Probleme damit hat, Ihr Herz auf Touren zu bringen. Was auch immer der Grund ist, versuchen Sie, so viel wie möglich Kontakte zu haben, die Ihnen guttun und die Sie mögen: Leichte Gesellschaftsspiele, Körperkontakt, Kontakt zu Haustieren, das Betrachten von Fotos mit alten und positiven Erinnerungen, Massagen, warme Bäder, Wassertreten, Kontrastbäder mit warmem und kühlem Wasser (es muss nicht unbedingt eiskalt sein), Singen, Musizieren, lautes Lesen, Grimassen schneiden – all das und Ähnliches ist hilfreich für Ihre Genesung.

Übungen Bradykardie	Power-Drill	Reha-Drill	Neutraler Drill
Vibration im rechten (linken) Ohr	☐	☐	☐
Atmen durch das rechte Nasenloch	☐	☐	☐
Horizontale und vertikale Blicksprünge	☐	☐	☐
Hand-Achten	☐	☐	☐
Schulter-Achten	☐	☐	☐
Ja-Ja mit Blickstabilisierung	☐	☐	☐
Bandatmung 3 Punkte	☐	☐	☐
Lufthunger	☐	☐	☐

VIBRATION IM RECHTEN (LINKEN) OHR

Sie kennen diesen Drill bereits aus den Warm-up-Drills. Wenn er positiv oder neutral im Re-Test für Sie war, dann wiederholen Sie ihn an dieser Stelle. Wenn nicht, dann brauchen Sie den Drill natürlich nicht noch mal zu machen.

Fokuspunkt der Bewegung

Entspanntes, langsames Atmen mit ruhiger Nasenatmung und langer Ausatemphase

- Testen Sie sich.
- Bringen Sie mit einer vibrierenden, elektrischen Einwegzahnbürste, einem Z-Vibe oder dem Elektroakupunkturgerät einen mechanischen oder elektrischen Reiz an Ihr rechtes Ohr, in dem abgebildeten Gebiet.
- Bei elektrischer Stimulation sind sehr leichte, kaum wahrnehmbare Impulse völlig ausreichend – viel hilft **nicht** viel!
- Ca. eine bis drei Minuten durchführen.
- Re-testen Sie sich. Notieren Sie das Ergebnis in der Tabelle.
- Drill mit dem anderen Ohr wiederholen, wenn am rechten Ohr keine hilfreichen Ergebnisse erzielt wurden.

▶ Weitere Übung: Atmen durch das rechte Nasenloch siehe Seite 79

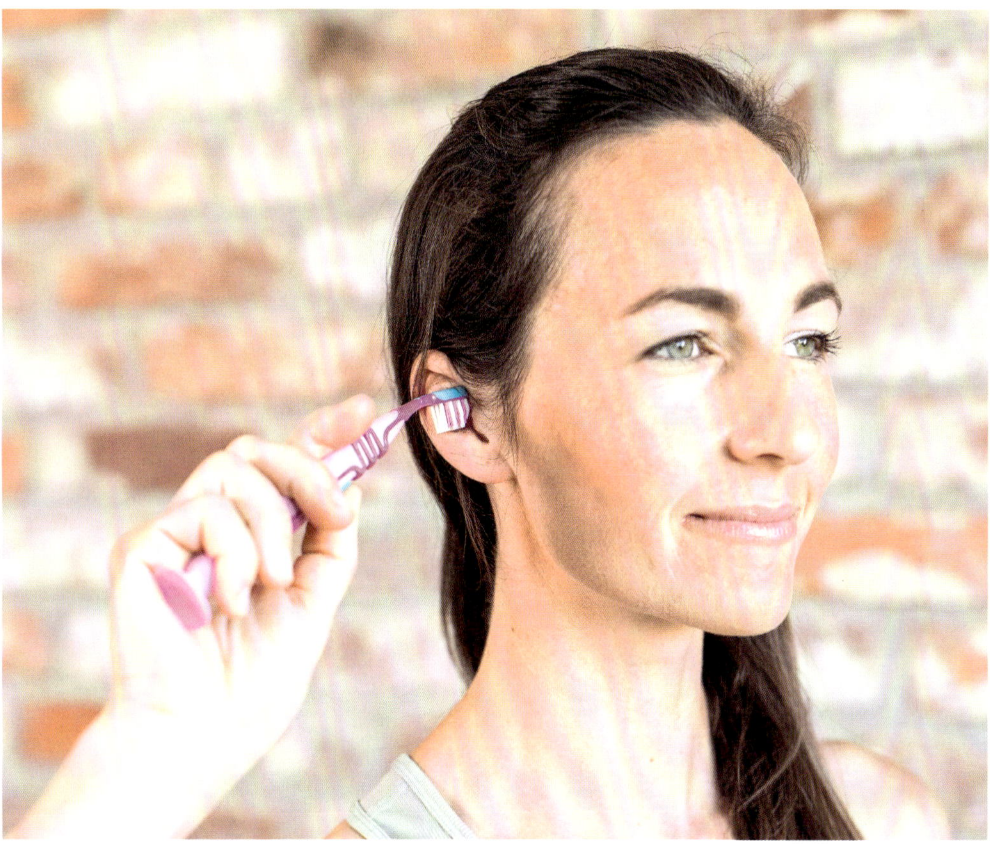

NEURO-INFO: **Die Hand-Auge-Koordination nutzen**

Sie haben bestimmt schon mal etwas von der Hand-Auge-Koordination gehört, oder? Wir nutzen hier die dafür zuständigen Gehirnbereiche des Kleinhirns, die an der »Koordinationskontrolle« zwischen dem okulomotorischen und dem manuell-motorischen System stark beteiligt sind.

- Für diese Übung nehmen Sie in jede Hand einen kleinen Ball. Wenn Sie einen Blicksprung zur rechten Hand machen, dann drücken Sie im gleichen Moment auf den rechten Ball. Und umgekehrt. Wenn Sie die Augen nach oben und unten bewegen, drücken Sie auf beide Bälle gleichzeitig.

Zielgerichtet aktivieren!
Jede Blicksprungrichtung hat ein unterschiedliches Profil hinsichtlich ihrer Gehirnaktivierungsmuster. Blicksprünge nach links aktivieren beispielsweise primär den rechten Frontallappen, die Pons im linken Stammhirn und das linke Kleinhirn. Wenn Sie ein Stabilitätsproblem auf einer Körperseite haben, können isolierte Serienblicksprünge in nur eine Richtung ein sehr hilfreicher Stimulus sein. Testen Sie aus, ob 30–50 Sakkaden in eine Richtung einen Einfluss auf den Kleinhirntest »Hand-RAPS« (»Disdiadochokinese«) haben. Dafür können Sie zum Beispiel zehn Post-its mit einem Buchstaben in eine Reihe an die Wand kleben und den Drill mithilfe dieser Reihung ausführen.

HORIZONTALE UND VERTIKALE BLICKSPRÜNGE

Blicksprünge sind sehr schnelle Augenbewegungen von einem Fokuspunkt der Bewegung zum anderen Fokuspunkt der Bewegung. Man nennt sie auch Sakkaden. Mit einer Sakkade sollten wir sehr schnell und sehr präzise ein visuelles Ziel finden, es scharf sehen und schnell verstehen, was wir sehen.

Fokuspunkt der Bewegung

Der Kopf bewegt sich nicht, nur die Augen. Sehe ich mein Ziel scharf?

- Testen Sie sich.
- Sie beginnen in einer Position, die für Sie angenehm ist. Sie können liegend arbeiten, sitzend oder später auch stehend.
- Sie halten zwei visuelle Gegenstände für die Bewertung (Visitenkarten mit Buchstaben, Bleistifte, etc.) in Augenhöhe in einem guten halben Meter Abstand vor Ihre Augen. ▶ 1
- Ohne den Kopf zu bewegen, lassen Sie Ihre Augen nun von einem Ziel zum anderen hin- und herspringen. ▶ 2
- Lassen Sie den Blick so lange auf dem Ziel ruhen, bis Sie das Ziel scharf sehen und identifizieren können.
- Absolvieren Sie Blicksprünge zunächst für 30 Sekunden bis zu einer Minute.
- Re-testen Sie sich. Notieren Sie das Ergebnis in der Tabelle.
- Verfahren Sie ebenso mit den vertikalen Blicksprüngen. Wählen Sie die Ziele oben und unten so, dass Sie sich anstrengen müssen, um Ihre Augen in die extremen Positionen zu bringen. Nicht den Kopf bewegen – nur die Augen!

1

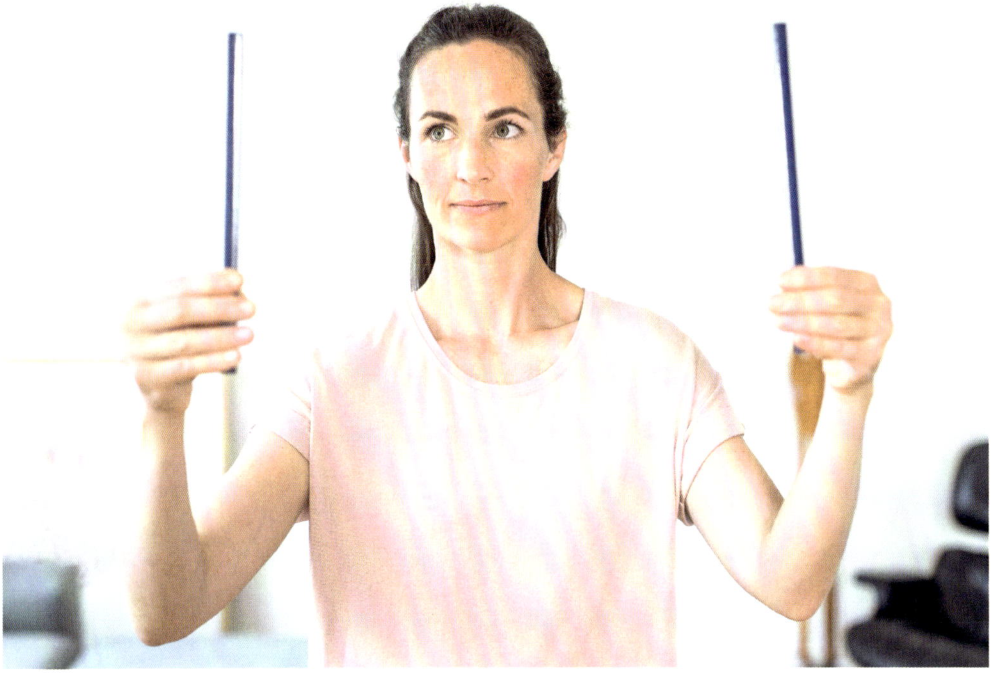

2

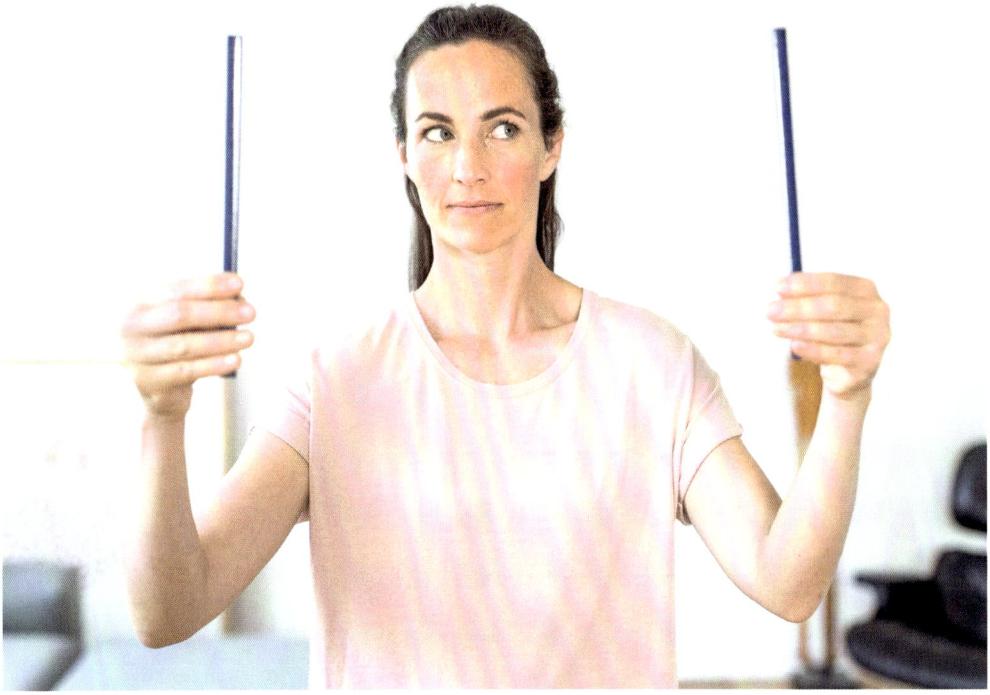

1

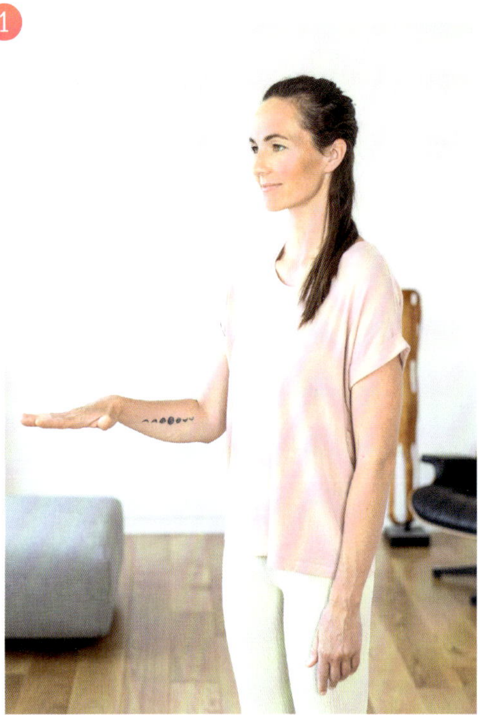

2

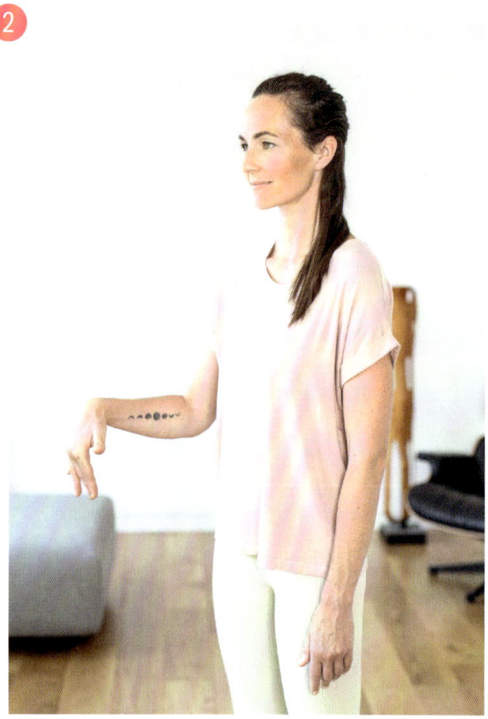

HAND-ACHTEN

Unsere Hände sind wichtig, sie werden in großen Bereichen unseres Gehirns neuronal repräsentiert, sowohl motorisch als auch sensorisch. Wir können also mit Drills für unsere Hände unser Gehirn sehr gut aktivieren.

Fokuspunkt der Bewegung

Maximale Bewegung in alle Richtungen im Handgelenk, Finger bleiben gestreckt. Achten Sie darauf, dass Sie den Ellbogen und die Schulter ruhig halten und nicht mitbewegen.

- Testen Sie sich.
- Reiben Sie Ihr rechtes Handgelenk mit der linken Hand kräftig ab.
- Sitzen oder stehen Sie mit aufgerichteter Wirbelsäule.
- Heben Sie den rechten Unterarm bis in die Waagerechte, die Handfläche zeigt nach unten. ▶ 1
- Strecken Sie die Finger und drücken Sie die Handfläche maximal nach unten, bis die Fingerspitzen zum Boden zeigen. ▶ 2
- Ziehen Sie aus dieser Position den Daumen nach oben, bis er nach rechts zeigt – das Handgelenk rotiert dabei mit nach außen und ist immer noch maximal gebeugt. ▶ 3

3

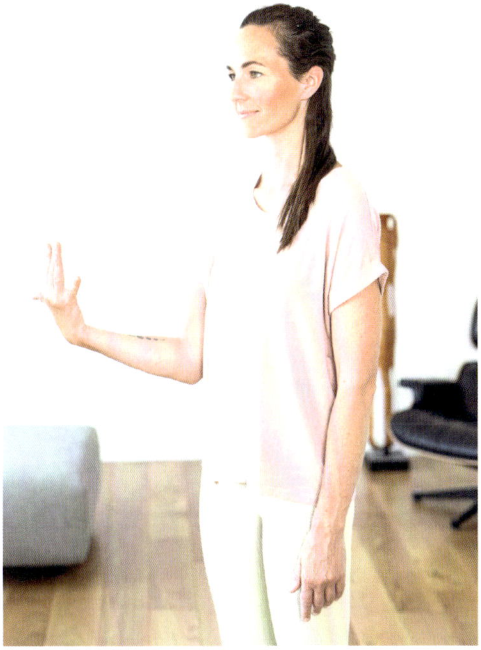

4

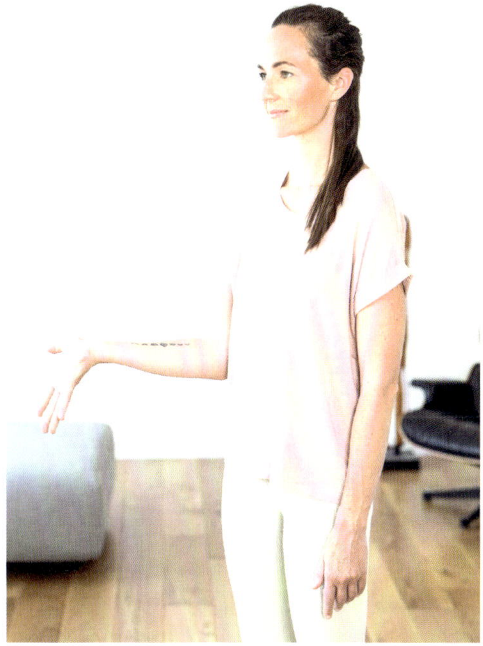

5

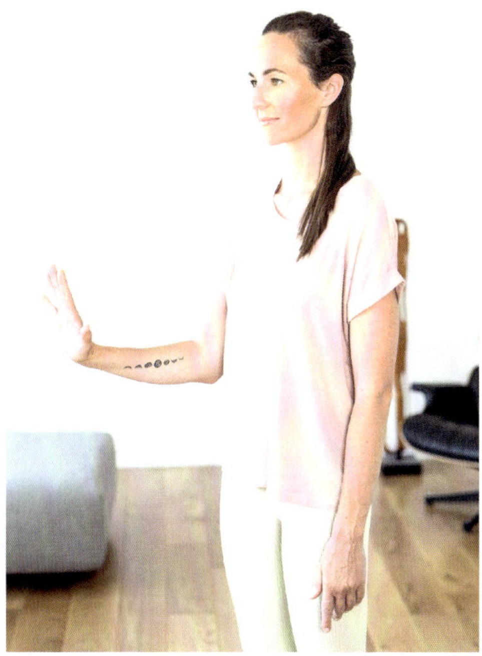

- Drücken Sie nun den Handrücken nach unten, bis das Handgelenk maximal überstreckt ist. Bewegen Sie den Daumen wieder nach oben, das Handgelenk rotiert mit, bis der Daumen nach links und die Handfläche nach vorne zeigt. ▶ 4
- Drücken Sie das Handgelenk nun wieder nach unten, bis die Fingerspitzen nach unten zeigen. Üben Sie ein wenig, bis Sie bemerken, dass Sie mit der Hand eine liegende Acht malen können. ▶ 5
- Re-testen Sie sich. Wiederholung mit der linken Hand. Notieren Sie das Ergebnis in der Tabelle.

SCHULTER-ACHTEN

Fokuspunkt der Bewegung

Das Schultergelenk. Visualisieren Sie die Bewegung im Gelenk.

- Testen Sie sich.
- Stehen Sie in einem neutralen Stand.
- Heben Sie den gestreckten Arm mit locker geschlossener Faust vor Ihrem Körper nach vorne oben. ▶ 1
- Bewegen Sie mit Ihrer Schulter den gestreckten Arm so, dass Sie eine liegende Acht vor sich in die Luft malen. ▶ 2
- Lassen Sie den Ellbogen immer voll durchgestreckt.
- Wählen Sie zuerst ein langsames Tempo, also ungefähr 4–6 Sekunden pro liegender Acht. Achten Sie darauf, dass Ihre Wirbelsäule nicht rotiert. Ihre Körperachse sollte völlig stabil bleiben. Lediglich Ihr Schultergelenk sollte sich bewegen.
- Re-testen Sie sich.
- Wiederholung auf der anderen Seite. Notieren Sie das Ergebnis in der Tabelle.

TEMPO AUFNEHMEN

Wiederholen Sie die Übung in höherem Tempo und vergrößern Sie die liegende Acht, sodass eine Hälfte vor Ihrem Körper liegt und die andere Hälfte neben Ihrem Körper. Es ist gewünscht, einen leichten »Stretch« im vorderen Bereich der Schulter zu spüren, wenn Sie die Acht neben Ihrem Körper malen.

1

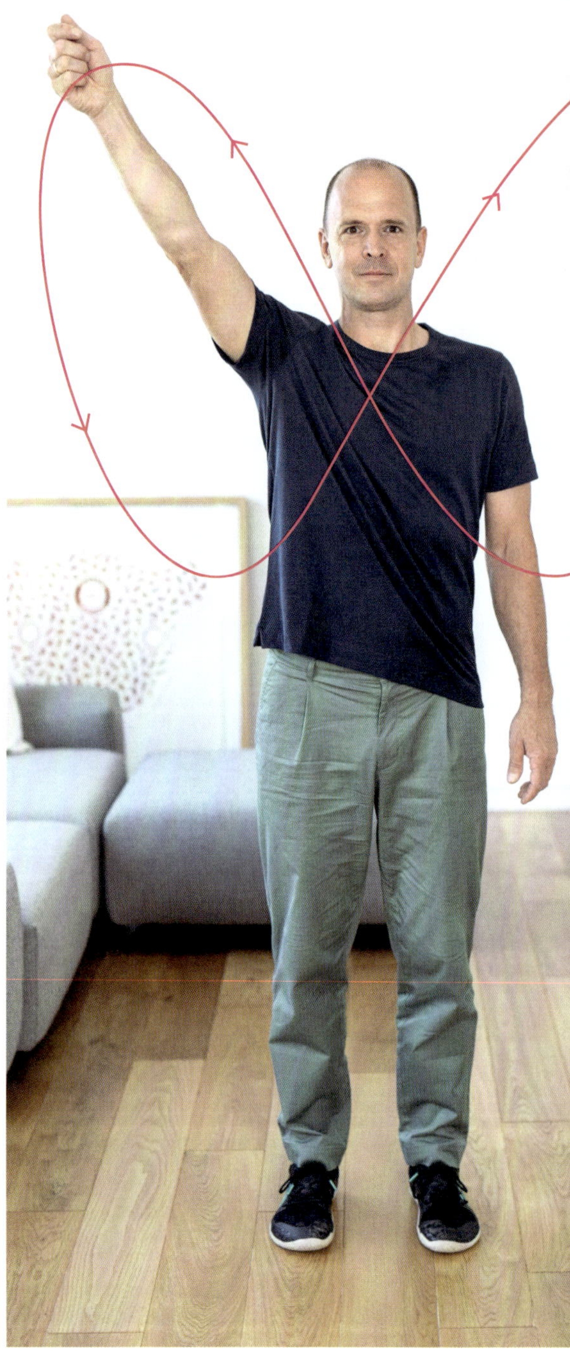

2

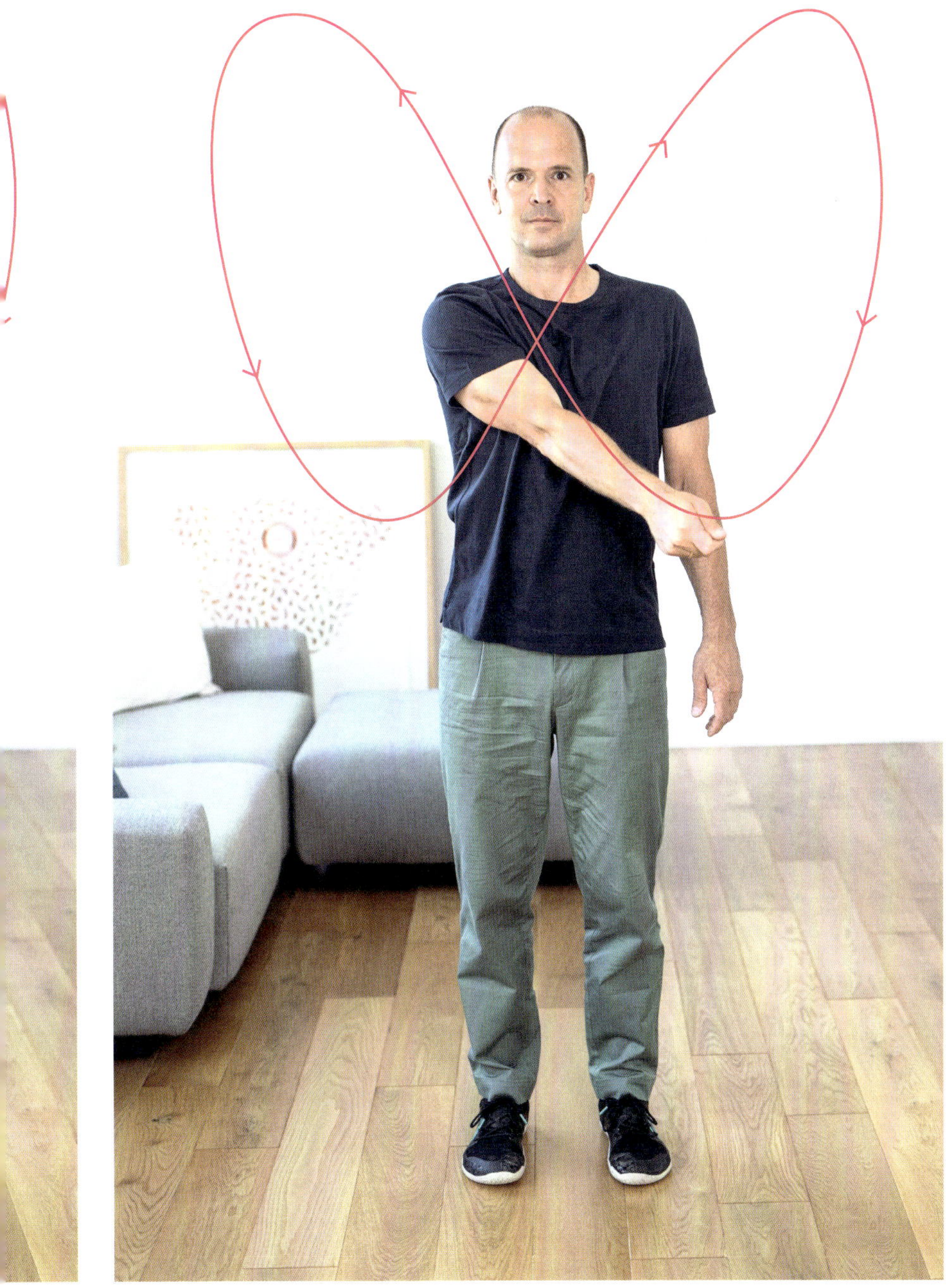

JA-JA MIT BLICKSTABILISIERUNG

Die Ja-Ja-Kopfbewegung aktiviert und hemmt wechselweise die vorderen und hinteren Bogengänge auf beiden Seiten des Innenohrs.

- Testen Sie sich.
- Stehen oder sitzen Sie mit aufgerichteter Wirbelsäule.
- Fixieren Sie ein visuelles Ziel ca. eine Armlänge vor Ihren Augen. Sie können das Ziel selbst halten oder es an eine Wand hängen. Ein Buchrücken in einem Regal mit Buchstaben darauf erfüllt denselben Zweck. ▶ 1
- Bewegen Sie nun Ihren Kopf so, als ob Sie mit einer völlig übertriebenen Kopfbewegung »Ja-Ja-Ja-Ja« sagen würden. Kippen Sie den Kopf so weit nach hinten, wie Sie können,

1

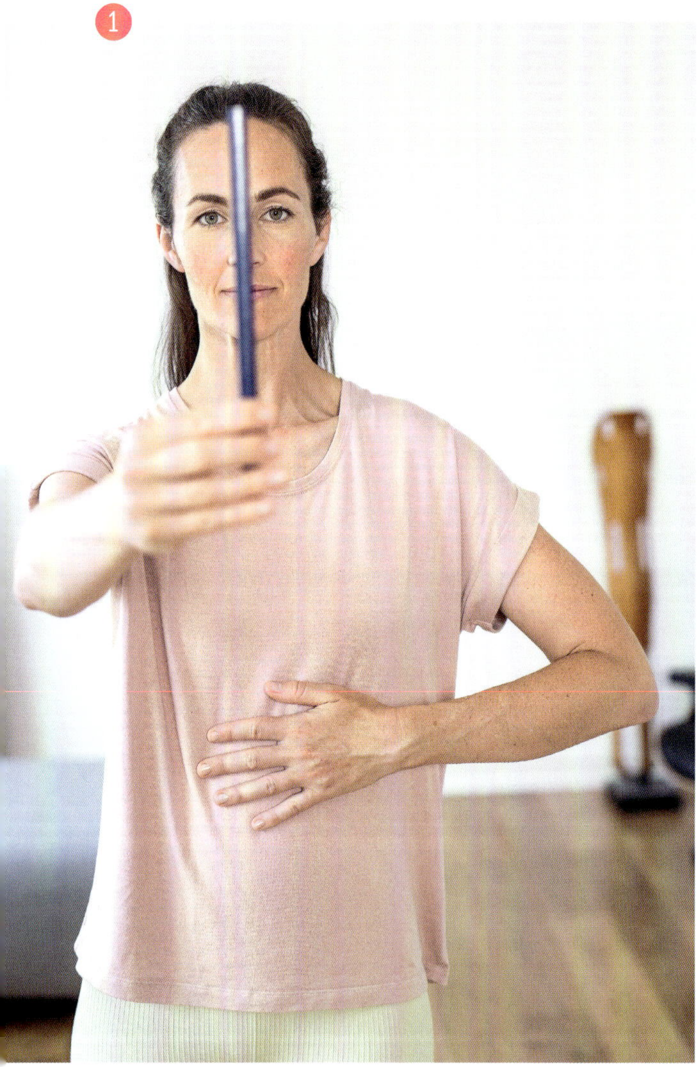

2

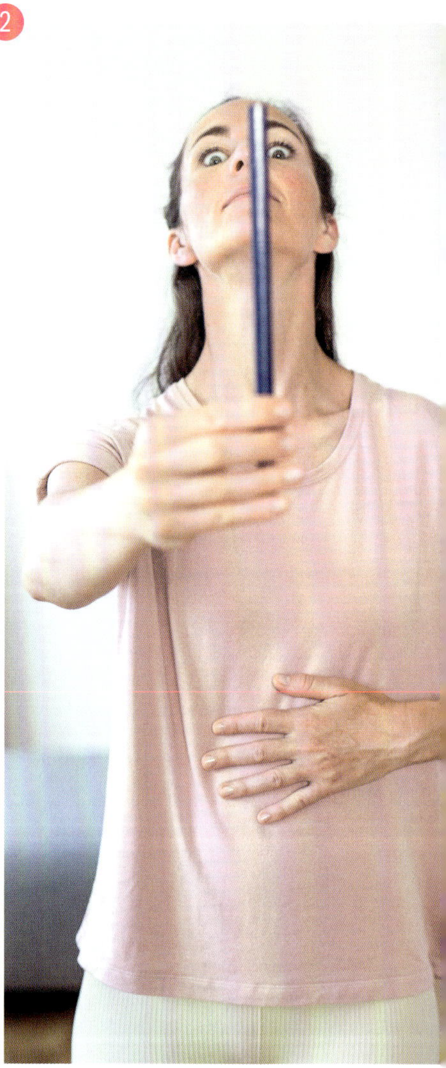

während Ihre Augen am Ziel kleben und es immer noch scharf sehen. ▶ 2

- Aus der Position mit dem überstreckten Nacken und dem nach hinten geneigten Kopf beschleunigen Sie nun Ihren Kopf schnell in die nach vorne gebeugte Position, in der Ihr Kinn Ihren Kehlkopf plattzudrücken versucht. ▶ 3
- Ihre Augen bleiben währenddessen immer auf das Ziel fixiert.
- Finden Sie einen passenden Atemrhythmus, beim Strecken einatmen durch die Nase, beim Beugen ausatmen durch die Nase.
- Re-testen Sie sich. Notieren Sie das Ergebnis in der Tabelle.

3

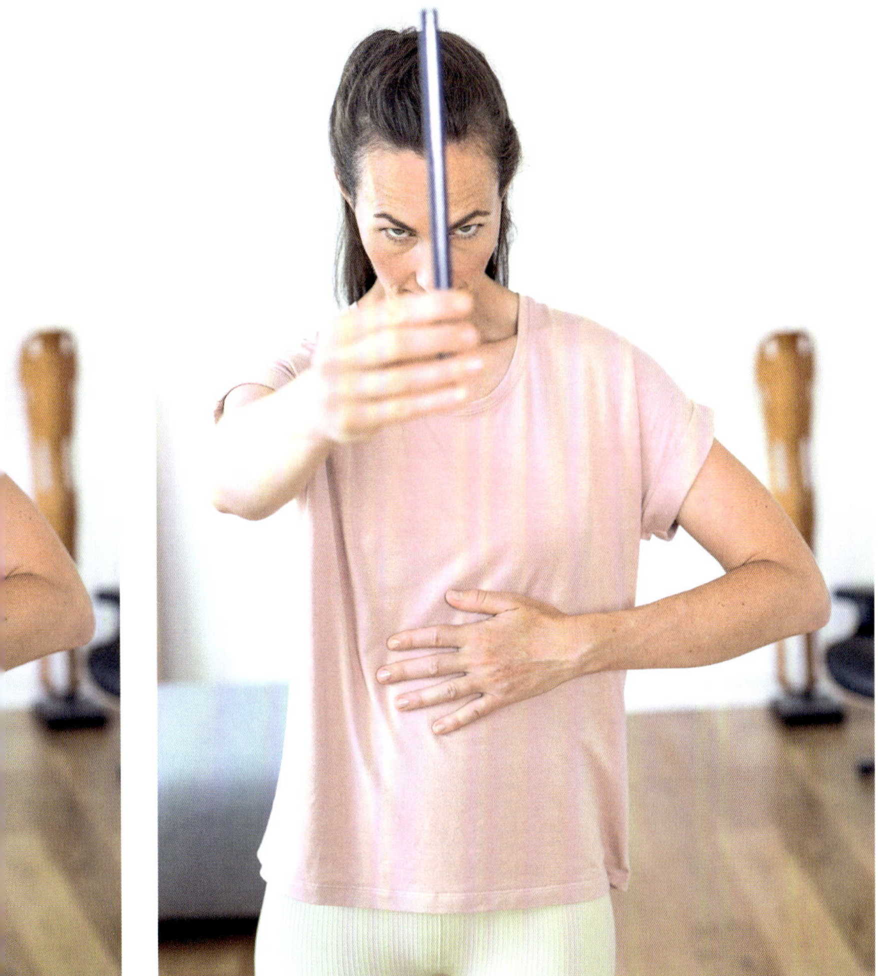

BANDATMUNG 3 PUNKTE

Diesen Drill benutze ich in fast jedem Training. Sie brauchen ein Gummiband oder ein Flossingband. Wir testen die Bandatmung in drei Stufen separat aus.

- Testen Sie sich.
- Sensorisches Vorbereiten der Zwerchfell-Reflexzonen: Reiben Sie mit den Knöcheln Ihrer Faust Ihr Sternum ab. Ebenso Ihren Rippenbogen von der Mitte zu beiden Seiten und die Rückseite, so gut Sie können.
- **Stufe 1:** Band in Höhe Bauchnabel: Legen Sie das Band in Bauchnabelhöhe um Ihren Rumpf und bringen Sie es gut auf Spannung, sodass Ihr Bauch beim Einatmen einen Widerstand hat, den Sie deutlich spüren. ▶ 1
- Atmen Sie nun gleichmäßig durch die Nase ein und versuchen Sie, das Gummiband in alle Richtungen gleichmäßig und am Ende der Bewegung maximal auszudehnen: nach vorne, zu beiden Seiten und auch nach hinten.
- Am Ende der maximal weiten Einatmung machen Sie eine angenehme Atempause, bevor Sie langsam durch die Nase wieder ausatmen.
- Auch am Ende der Ausatmung folgt eine angenehme Atempause. Versuchen Sie, nur den Bauch beim Atmen zu bewegen. Atmen Sie fokussiert für ungefähr eine Minute.
- Re-testen Sie sich. Notieren Sie das Ergebnis in der Tabelle.
- **Stufe 2:** Band unterhalb der Brust: Legen Sie das Band direkt unterhalb der Brust um Ihren Rumpf und bringen Sie es gut auf Spannung, sodass Ihre Rippen beim Einatmen gegen einen gut spürbaren Widerstand arbeiten müssen. ▶ 2
- Atmen Sie nun gleichmäßig durch die Nase ein und versuchen Sie, das Gummiband in alle Richtungen gleichmäßig maximal auszudehnen: nach vorne, zu beiden Seiten und auch nach hinten.
- Jetzt liegt Ihr Fokus – durch das Gummi vorgegeben – auf der gleichmäßigen und maximalen Ausdehnung im mittleren Bereich Ihres Rippenbogens.
- Atmen Sie langsam durch die Nase aus.
- Absolvieren Sie am Ende des Ein- und Ausatmens jeweils eine angenehme Atempause.
- Atmen Sie fokussiert für ungefähr eine Minute.
- Re-testen Sie sich. Notieren Sie das Ergebnis in der Tabelle.

1

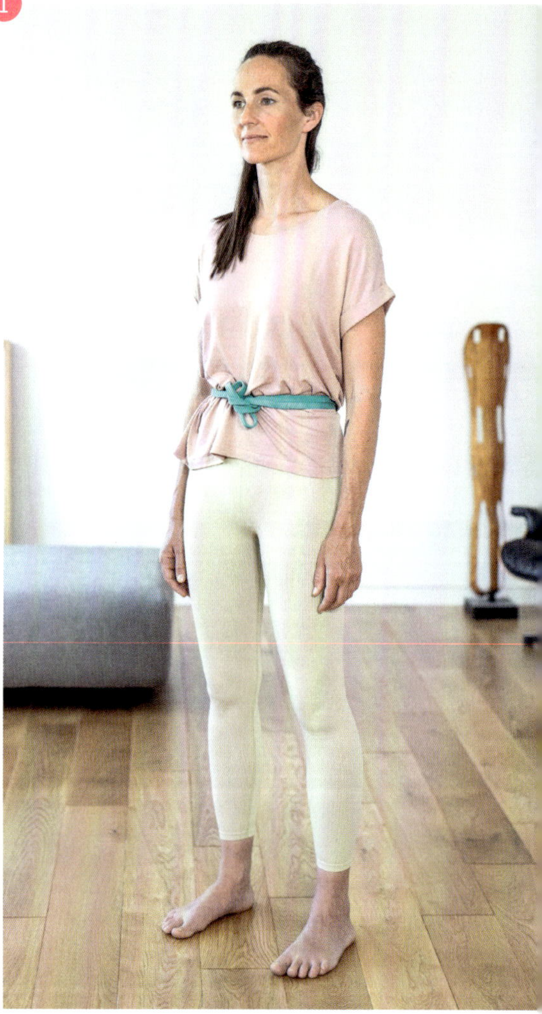

- **Stufe 3:** Band unterhalb der Achselhöhle: Legen Sie das Band direkt unterhalb der Achselhöhle um Ihren Rumpf herum an. ▶ 3
- Ausatmen und auf Spannung bringen, sodass Sie beim Einatmen den Widerstand hier auch gut spüren. Jetzt liegt der Fokus ganz im oberen Bereich des Rippenbogens.
- Beim tiefen Einatmen hebt sich das Schlüsselbein, und das Schulterblatt ebenso.
- Dehnen Sie das Gummiband gleichmäßig in alle Dimensionen maximal aus.
- Atmen Sie langsam durch die Nase aus.
- Absolvieren Sie am Ende des Ein- und Ausatmens jeweils eine angenehme Atempause.
- Atmen Sie fokussiert für ungefähr eine Minute.
- Re-testen Sie sich. Notieren Sie das Ergebnis in der Tabelle.

2

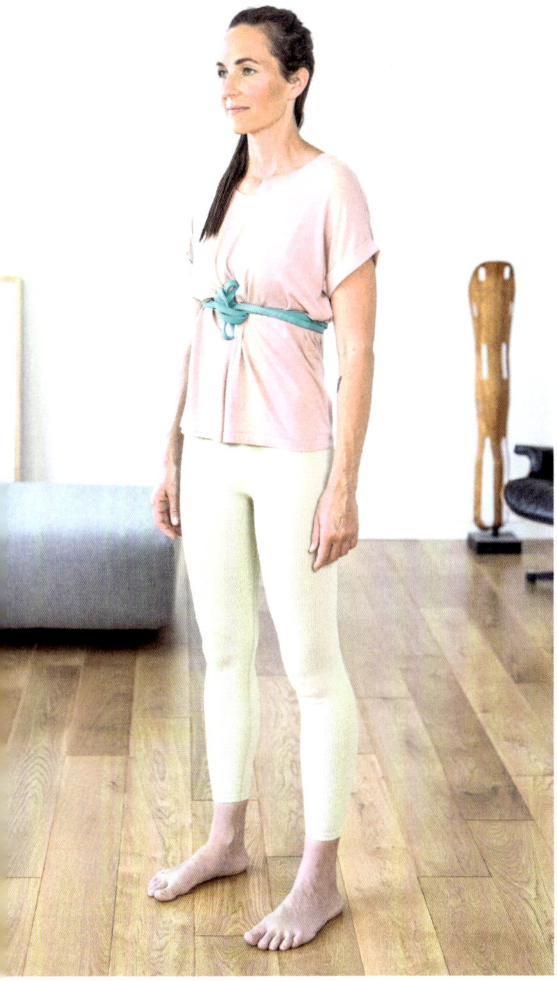

3

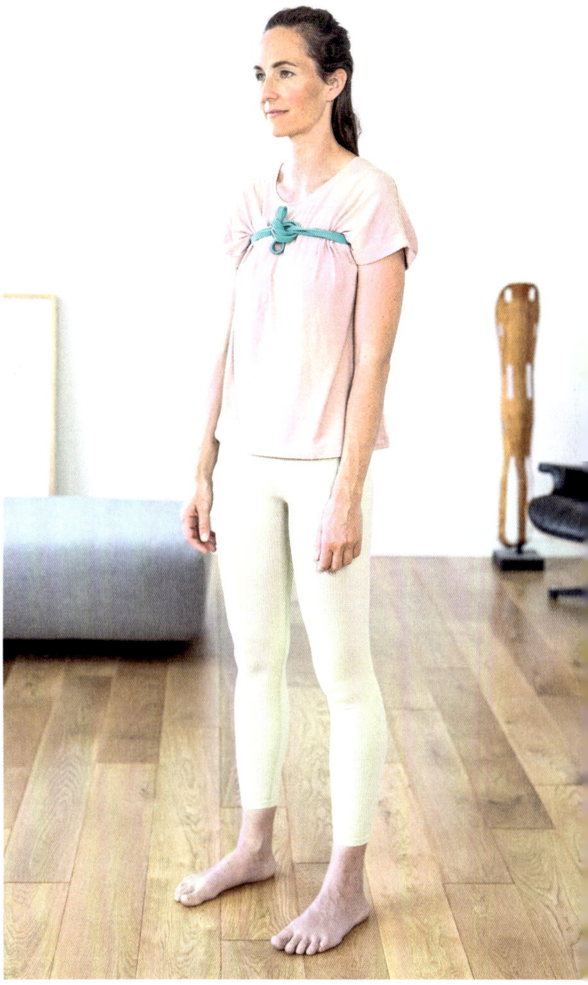

BANDATMUNG 3 PUNKTE MIT ROTATION

Sehr viele Menschen können die Wirkung der Bandatmung verstärken oder überhaupt erst erzeugen, wenn sie zusätzlich ihre Wirbelsäule bewegen. Wir machen das ganz einfach mit Rumpfrotationen nach rechts oder nach links!

- Testen Sie sich.
- Das Gummiband in Höhe des Bauchnabels ▶ 1, unterhalb der Brust ▶ 2 oder unter den Achseln anlegen. ▶ 3
- Bevor Sie mit dem Einatmen und der 360-Grad-Ausdehnung beginnen, rotieren Sie Ihren Oberkörper maximal nach rechts (oder links). Dabei achten Sie darauf, dass Ihr Becken nicht rotiert. Halten Sie diese Position!
- Dann beginnen Sie mit der Einatmung und richten Ihre Aufmerksamkeit auf das gleichmäßige Ausdehnen des Gummibands.
- Re-testen Sie sich nach jeder Stufe.
- Re-testen Sie ebenso jede Rotationsrichtung.

1

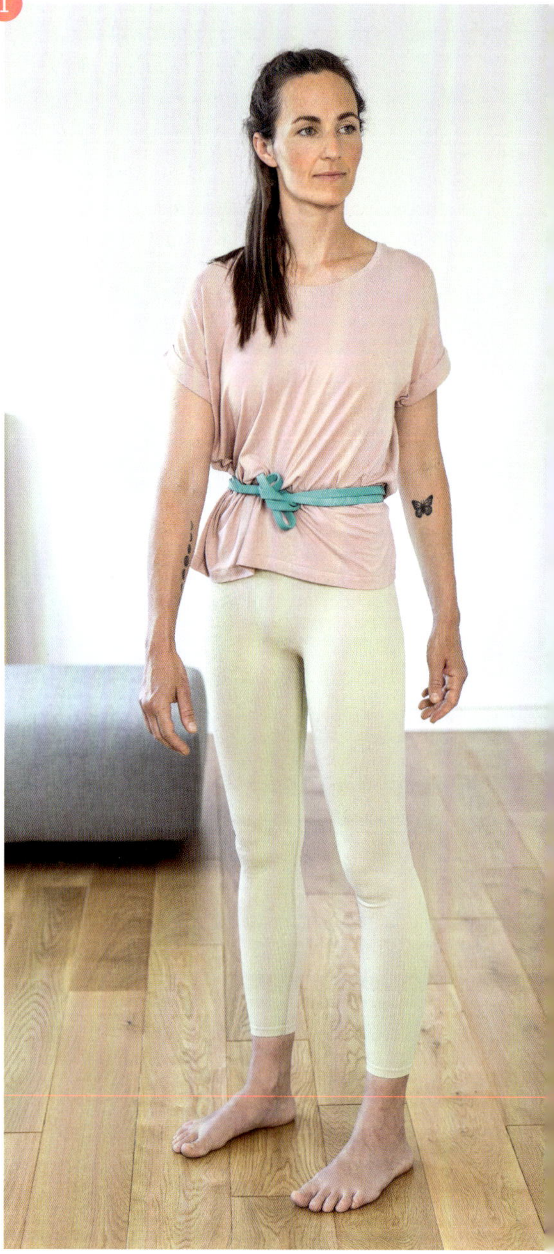

NEURO-INFO: **Zwerchfelltuning mit Rotation**

In Studien wurde gezeigt, dass sich die Aktivierung unseres Zwerchfells in einer voll rotierten Position fast verdoppelt. Nach links rotieren verstärkt die Aktivierung des linken Zwerchfells, nach rechts rotieren die Aktivierung des rechten Zwerchfells. Finden Sie heraus, welche Seite für Sie die wichtigere ist!

2

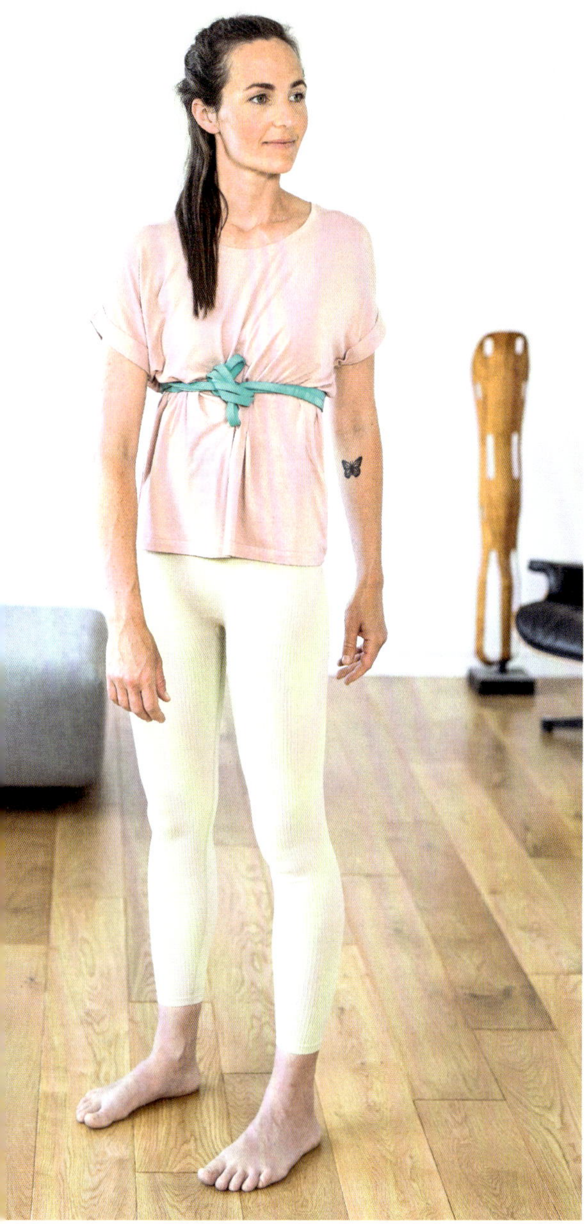

3

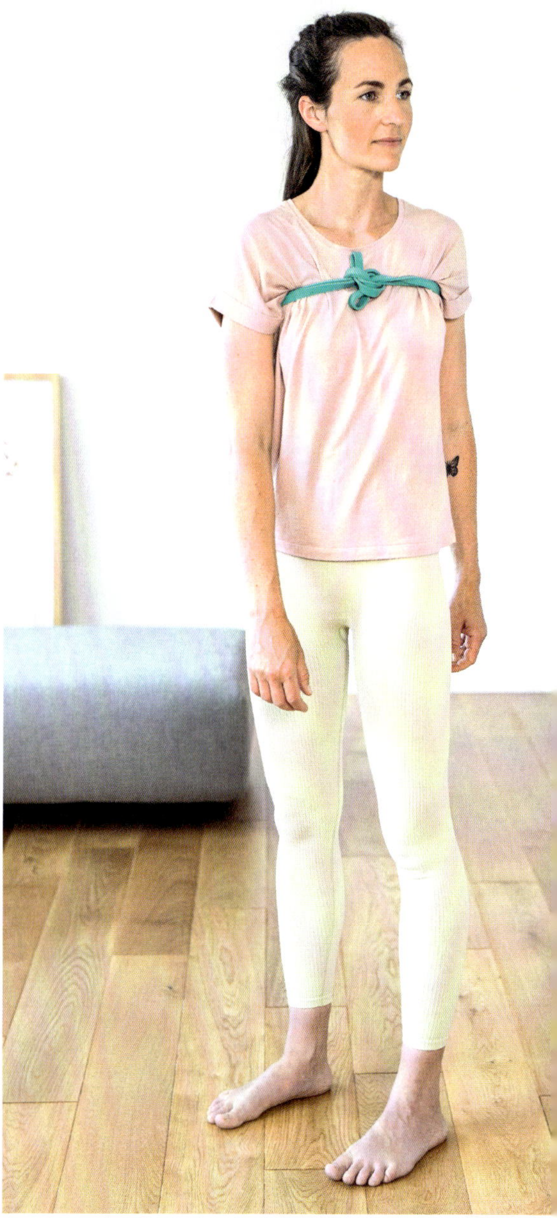

NEURO-INFO:
Das PAG

Das »periaquäduktale Grau« (kurz PAG) ist eine im Mittelhirn beginnende Struktur, die an einem breiten Spektrum physiologischer und verhaltensbezogener Funktionen beteiligt ist, einschließlich Herz-Kreislauf-Funktionen, Atmung, Bewegung und Schmerzen. Einige Wissenschaftler gehen davon aus, dass das PAG unser Kampf- und Fluchtverhalten steuert. Deshalb ist es wichtig, dass Sie den Lufthunger-Drill einerseits mehrmals hintereinander mit entspannten Pausen absolvieren und andererseits schnell wieder bewusste (kortikale) Kontrolle über den Atemprozess nach dem Ende des Lufthungers übernehmen. Schauen Sie auf Ihre Sauerstoffsättigung! Mit diesem Ablauf trainieren Sie das PAG und helfen dabei, diese wichtige Struktur zu rehabilitieren.

LUFTHUNGER

Lufthunger Drills sind eine echte »Allzweckwaffe«. Koordinationsschwächen? Lufthunger! Schmerzen? Lufthunger! Asthma? Lufthunger! Warm-up? Lufthunger! Keine Zeit für Ausdauertraining? Lufthunger! Joggen macht dich kaputt? Lufthunger! Aber vorher: Testen und re-testen! Und: Die Übung ist nicht immer etwas für völlige Anfänger. Es kann sein, dass Sie etwas Vorbereitungstraining durch die anderen Drills brauchen, damit Ihr Nervensystem nicht in Panik gerät! Starten Sie also langsam und reizen Sie nicht alles aus! Wenn Sie ohnehin Probleme mit schnell ansteigendem Puls und Herzrasen haben, dann ist dieser Drill nichts für Sie. Jedenfalls noch nicht. Wenn Ihr Puls hingegen kaum steigt, wenn er steigen sollte, zum Beispiel beim Treppensteigen, und Sie dann logischerweise sofort schlapp werden, dann würde ich Lufthunger auf jeden Fall testen.

- Testen Sie sich.
- Atmen Sie locker fast vollständig aus.
- Absolvieren Sie irgendeine neutrale körperliche Aktivität, von der Sie wissen, dass sie zumindest keinen negativen Einfluss auf Ihren Re-Test hat. Sitzende Schulter-Achten zum Beispiel oder sitzende Ja-Ja-Kopfbewegungen mit Blickstabilisierung. Es geht darum, dass Ihre Muskeln Kohlendioxid produzieren und Sie dieses CO_2 nicht sofort ausatmen.
- Halten Sie so lange wie möglich die Luft an, während Sie sich bewegen. Wenn es unangenehm wird und der Einatmungsreflex einsetzt, wenn Sie anfangen müssen zu schlucken, Ihre Kehle sich verengt, dann können Sie wieder einatmen.
- ABER: Es geht nicht darum, unkontrolliert und megatief Luft einzusaugen wie ein halbtoter 400-Meter-Sprinter im Ziel, sondern höchstens drei normale Atemzüge zu machen – dann sollten Sie wieder ein entspanntes Pläuschchen führen können! Es geht darum, einerseits den Kohlendioxidgehalt zu erhöhen und Ihre pH-Rezeptoren darauf zu eichen, dass höhere Kohlendioxidspiegel andererseits keine Bedrohung sind, sowie kognitive Kontrolle über das Atmen zu behalten.
- Wiederholen Sie diesen Prozess 3- bis 5-mal.
- Re-testen Sie sich. Notieren Sie das Ergebnis in der Tabelle, auch Ihre Luftanhaltezeit und Leistung, wenn sie messbar ist (zum Beispiel Anzahl der Kniebeugen oder gegangene Entfernung in der Zeit).

GROSSER EFFEKT MIT KLEINER ÜBERWINDUNG

Ja, dieser Drill ist nicht sehr angenehm, aber er lohnt sich. Wenn Sie positive Re-Tests bekommen, ist diese Übung ein fantastischer Weg, Ihr Fitnesslevel um Klassen zu verbessern, ganz ohne Joggen und Radfahren. Damit könnten Sie bald auch wieder langsam starten. Kurzfristig kann die Anzeige der Sauerstoffsättigung sinken, die Perfusion (Perfusionsindex, kurz PI) sollte aber besser werden!

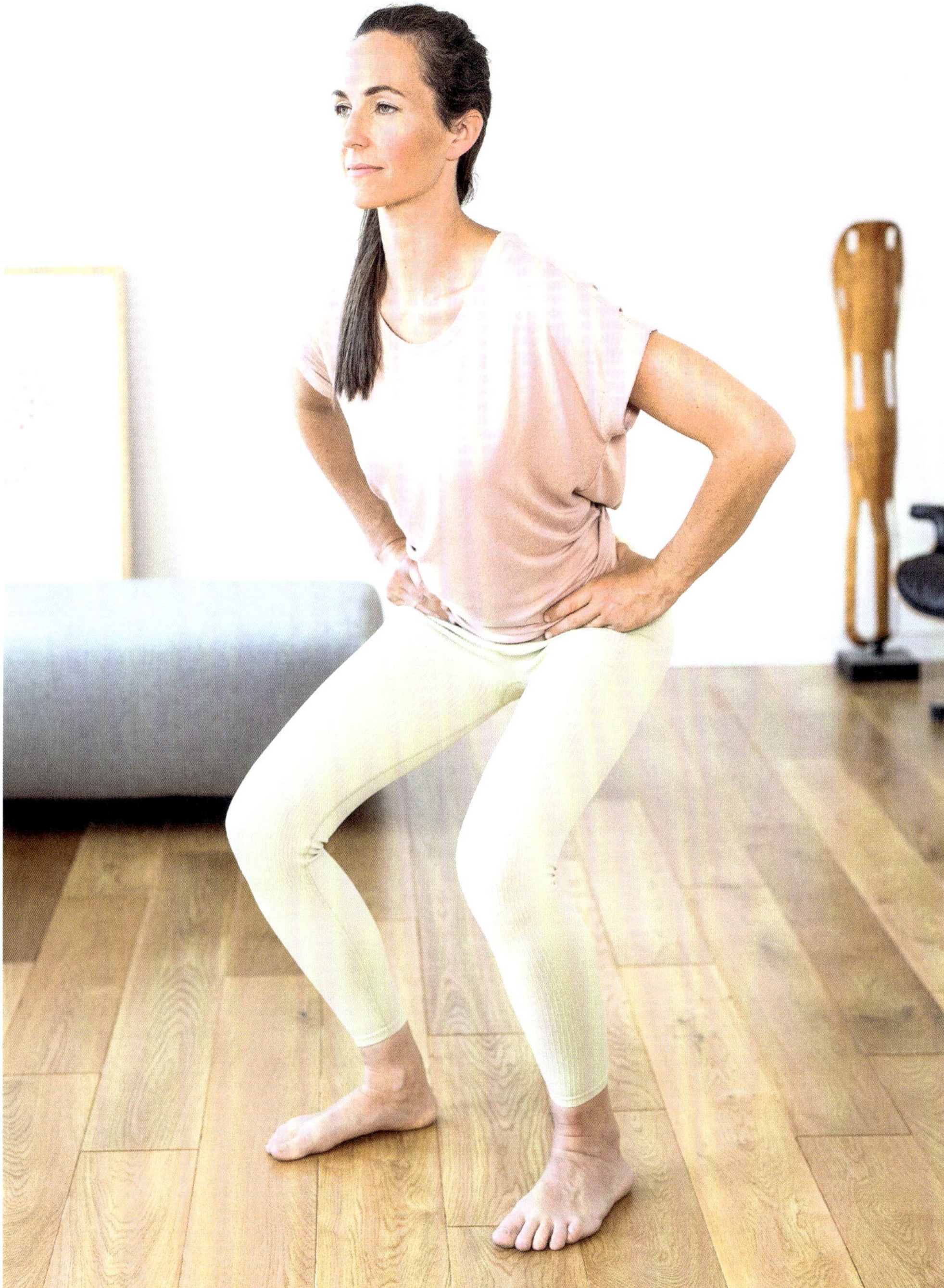

Lufthunger, hier kombiniert mit Kniebeugen. Wenn Hand-Achten oder Schulter-Achten für Sie positiv re-testen und Lufthunger auch, dann können Sie diese Übungen idealerweise wie oben gezeigt kombinieren.

Schwindel beim Aufstehen – POTS: Die Drills

»Wenn ich aufstehe, wird mir schwindelig/schwummrig, ich bin schnell müde.«

Der dritte Schwerpunkt ist das posturale Tachykardiesyndrom (POTS). Beim Lagewechsel, beispielsweise vom Liegen oder Sitzen zum Stehen, müssen Stammhirn und Inselrinde dafür sorgen, dass sich die peripheren Blutgefäße ein wenig zusammenziehen, damit das Blut nicht in den Beinen und im Bauchraum »versackt«. Bei einem POTS passiert das nicht. Das Herz schlägt stattdessen wie wild, um den Druck in den Gefäßen aufrechtzuerhalten und das Gehirn weiter mit genügend Blut zu versorgen. Ist zu wenig Blut im Gehirn, entsteht schnell ein Schwindelgefühl, bei dem einem schwarz vor Augen wird und Ohnmacht erfolgen kann. Hier müssen wir ein wenig mehr das Stammhirn ins Visier nehmen, damit die Tonusregulation der Blutgefäße abgestimmt besser erfolgt.

Weitere Übungen:

- Bauchgürtel siehe Seite 108
- Schnelle Wechselatmung siehe Seite 78
- Riechen/Identifizieren siehe Seite 116

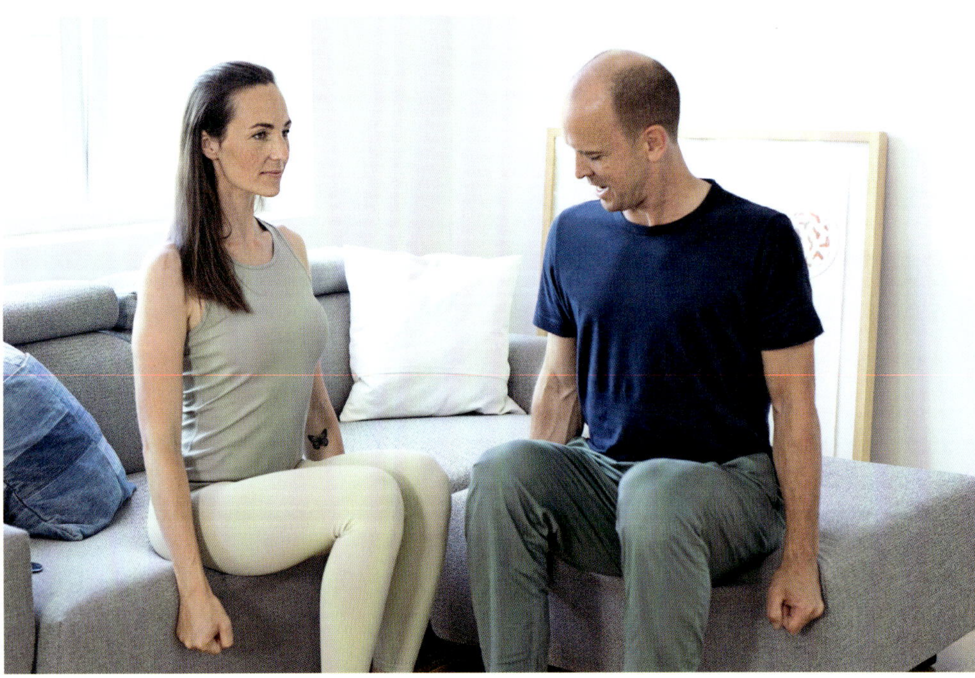

Wenn das Stehen Ihnen noch zu schwerfällt, dann absolvieren Sie die Übungen zunächst sitzend. Nach ein bis zwei Wochen verringern sich meist die Symptome und Sie können vermehrt im Stehen üben!

Übungen POTS	Power-Drill	Reha-Drill	Neutraler Drill
Bauchgürtel	☐	☐	☐
Schnelle Wechselatmung	☐	☐	☐
Riechen/Identifizieren	☐	☐	☐
Tütenatmung	☐	☐	☐
Hand-Achten	☐	☐	☐
Schulter-Achten	☐	☐	☐
Nah-fern-Blicksprünge	☐	☐	☐
Schiel-o-Mat	☐	☐	☐
Schiel-o-Mat mit dem schwachen Auge	☐	☐	☐
Ja-Ja mit Blickstabilisierung	☐	☐	☐
Brust-Presse	☐	☐	☐
Sofa-drücken	☐	☐	☐
Brustwirbelsäule seitlich mobilisieren im Sitzen oder Stehen	☐	☐	☐
Leichte Ausfallschritte nach rechts und links	☐	☐	☐

TÜTENATMUNG

Sie brauchen eine Papiertüte. Tütenatmung erhöht den CO_2-Gehalt im Blut und sollte den Perfusionsindex verbessern. Die Übung ist supereinfach und erfordert keine besonderen Fähigkeiten für die Steuerungsgenauigkeit und Koordination des Atemvorgangs. Ein einfacher und wichtiger Drill.

- Testen Sie sich.
- Atmen Sie in die Tüte. Das Ziel ist, das mit mehr Ausatemluft (CO_2) angereicherte Gasgemisch aus der Tüte wieder einzuatmen. In der Regel tritt schnell eine körperliche Entspannung ein. ▶ 1
- Atmen Sie für 3 – 4 Minuten CO_2-angereicherte Luft ruhig durch die Nase ein und langsam wieder aus. Die Ränder der Tüte müssen nicht immer komplett luftdicht um Mund und Nase abschließen, dann wäre der Drill zu schnell vorbei. ▶ 2
- Wenn Sie merken, dass Sie etwas mehr Sauerstoff brauchen, dann lösen Sie den Griff und lassen Sie beim Einatmen etwas mehr Luft seitlich in die Tüte strömen.
- Re-testen Sie sich. Notieren Sie das Ergebnis in der Tabelle.

Weitere Übungen:

▶ Hand-Achten siehe Seite 88
▶ Schulter-Achten siehe Seite 90

1

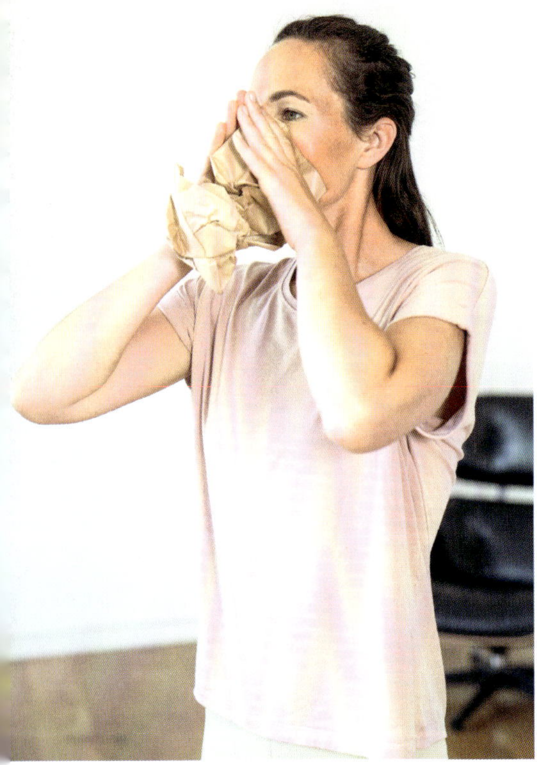

2

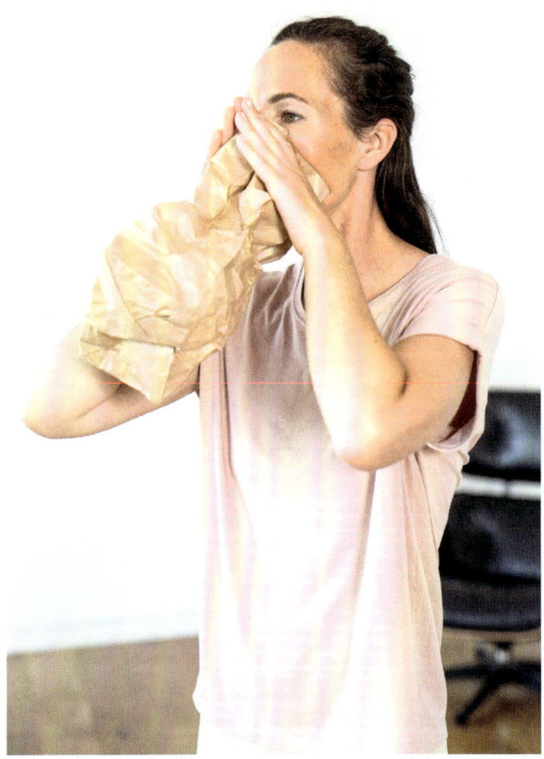

NAH-FERN-BLICKSPRÜNGE

- Testen Sie sich.
- Halten Sie ein visuelles Ziel (Visitenkarte, Chart mit kleinen Buchstaben) nah an Ihre Augen, sodass Sie die Buchstaben gut und scharf erkennen können. ▶ 1
- Lassen Sie Ihren Blick schnell zu einem zweiten visuellen Ziel springen, das weiter in der Ferne liegt. ▶ 2
- Nun wechseln Sie mit Ihrem Fokus permanent zwischen beiden Zielen hin und her.
- Warten Sie mit jedem Wechsel so lange, bis Ihre Augen sich nach dem Fokuswechsel wieder scharfgestellt haben.
- Synchronisieren Sie die Augenbewegung mit ruhiger Nasenatmung.
- Beim Fokuswechsel in den Nahbereich einatmen, beim Fokuswechsel in die Ferne ausatmen. Üben Sie für mindestens eine Minute, bevor Sie re-testen.
- Re-testen Sie sich. Notieren Sie das Ergebnis in der Tabelle.

Weitere Übungen:

▶ Schiel-o-Mat siehe Seite 112
▶ Ja-Ja mit Blickstabilisierung siehe Seite 92
▶ Brust-Presse siehe Seite 82

1

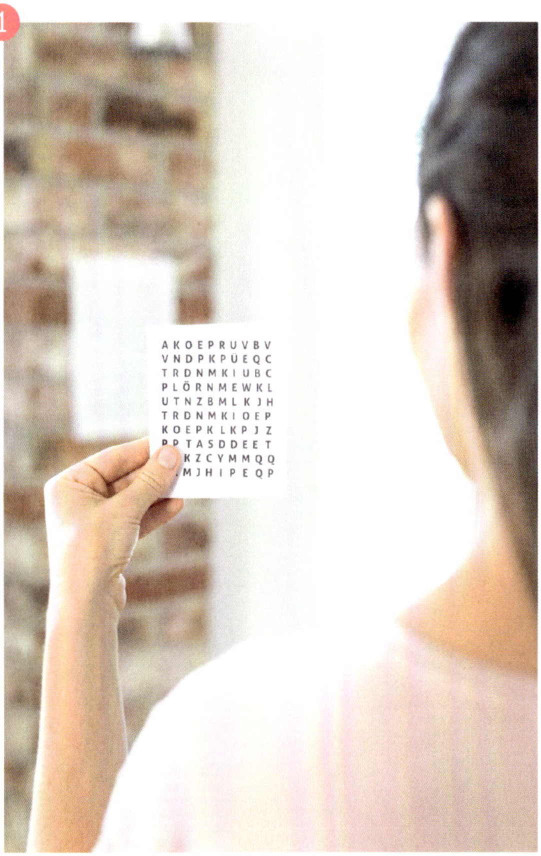

2

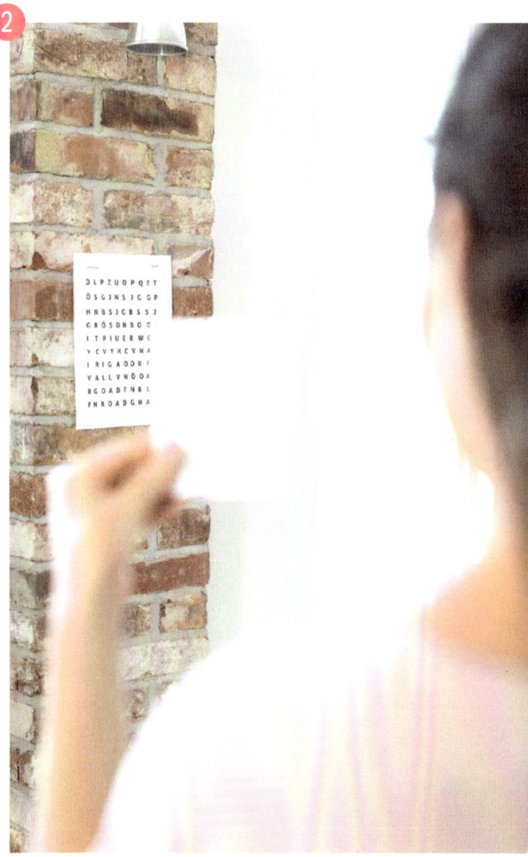

SOFA-DRÜCKEN

Fokuspunkt der Bewegung

Isometrisches Anspannen der Oberarmrückseite, der hinteren Schultermuskulatur und des Rückenstreckers; Entspannung, ruhige Nasenatmung, Druck konstant halten

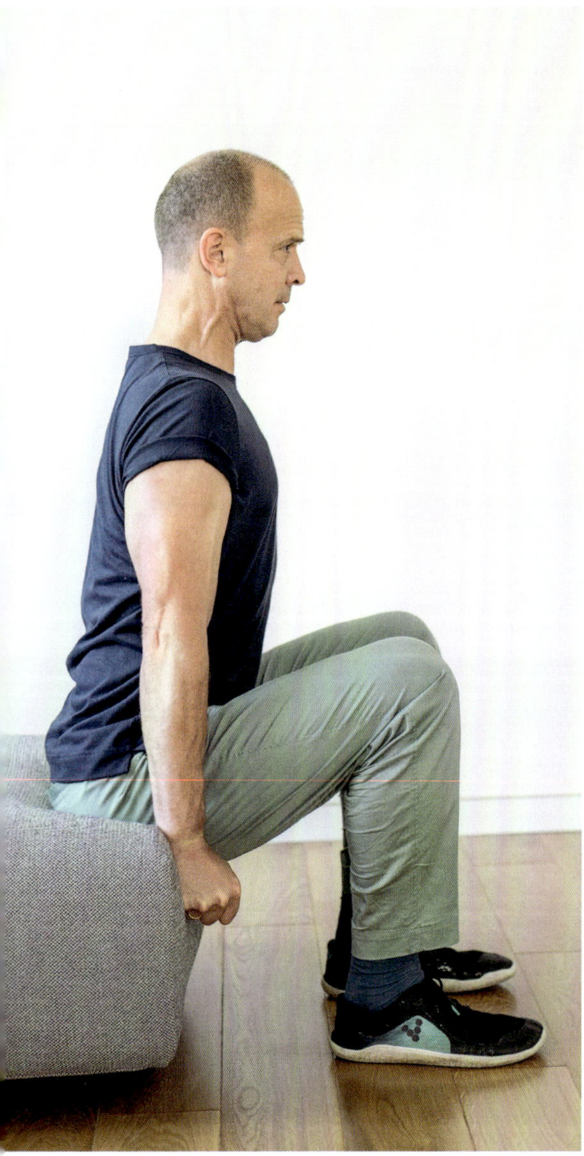

- Testen Sie sich, auch Ihren Blutdruck.
- Sie sitzen auf einem Sofa oder in einem Sessel ganz vorne auf der Kante, mit aufgerichteter, gestreckter Wirbelsäule.
- Die Füße stehen ungefähr schulterbreit vor Ihnen. Die Arme hängen neben Ihrem Körper mit gestrecktem Ellenbogen herab.
- Nun drücken Sie die gestreckten Arme mit locker geschlossener Faust nach hinten gegen das Sofa. Sie können dabei gerne Ihren Rücken strecken, sodass Ihre Brust nach vorne geschoben wird.
- Drücken Sie zunächst mit ungefähr 30 % von Ihrer maximalen Kraft. Halten Sie diese 30 % eine Minute lang.
- Achten Sie darauf, dass Sie entspannt weiter langsam durch die Nase einatmen, langsam ausatmen und auf keinen Fall die Luft anhalten!
- Re-testen Sie sich, auch Ihren Blutdruck.

WUNDERWAFFE GEGEN HOHEN BLUTDRUCK

Isometrische Muskelkontraktionen haben einen hervorragenden Effekt auf erhöhte Blutdruckwerte –, wenn Sie wie beschrieben diese Muskelspannung halten UND dabei ruhig und entspannt weiteratmen, am besten etwa sechsmal pro Minute. Sie können die Effekte sogar unmittelbar messen. Nachhaltig ist die Veränderung nur dann, wenn Sie den Drill oft ausführen, am besten mehrmals täglich.

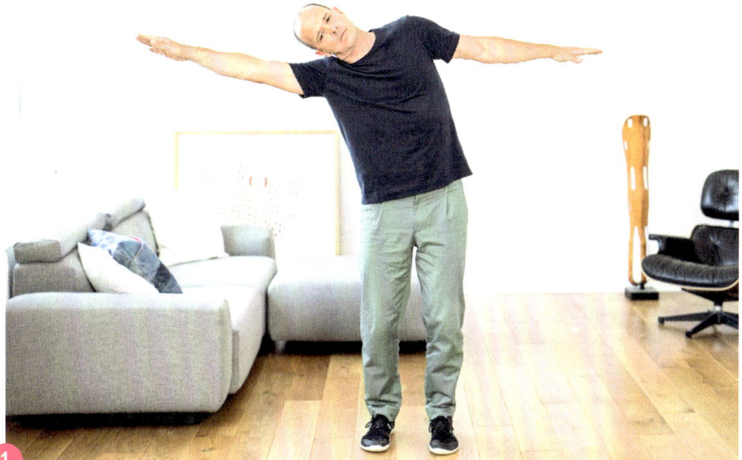

1

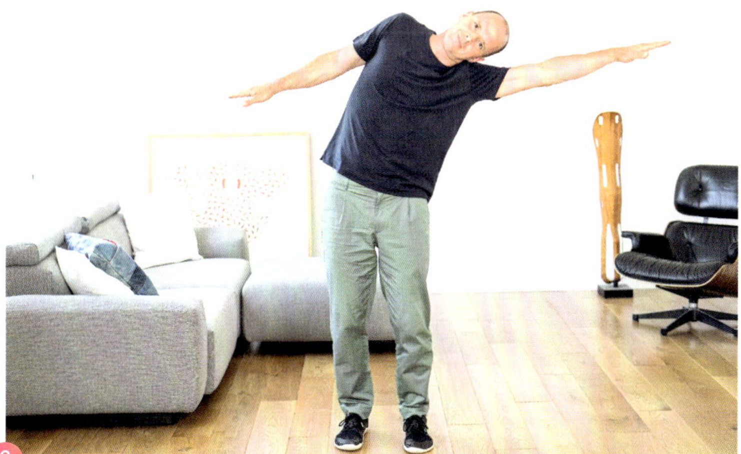

2

BRUSTWIRBELSÄULE SEITLICH MOBILISIEREN IM SITZEN ODER STEHEN

Fokuspunkt der Bewegung

Die Brustwirbelsäule soll seitlich gebeugt und mobilisiert werden.

- Testen Sie sich.
- Sie können diese Übung wie abgebildet im Stehen ausführen, Sie können aber auch gerade auf einem Sofa oder Stuhl sitzen.
- Stellen Sie sich vor, dass Sie bis zum Bauchnabel am Strand eingegraben sind. Sie können den Unterkörper nicht bewegen. Ganz weit rechts und ganz weit links von Ihnen liegen Gegenstände, die Sie gut gebrauchen könnten. Ein Handy, um Hilfe zu holen, und eine Schaufel, um Sie auszugraben. Sie versuchen, abwechselnd das Handy und die Schaufel mit den Händen zu erreichen. ▶1 ▶2
- Dabei merken Sie, dass der Sand langsam nachgibt. Je mehr Sie. Sich. Zu den Seiten. Beugen. Handy – Schaufel – Handy – Schaufel – Handy ... Ihr Kopf legt sich dabei immer mit in die Richtung, zu der Sie sich beugen. Starten Sie mit 20-mal Handy und Schaufel.
- Re-testen Sie sich.

LEICHTE AUSFALLSCHRITTE NACH RECHTS UND LINKS

Fokuspunkt der Bewegung

Seitliche Beschleunigung des Kopfes

Der Ausfallschritt ist nicht das Entscheidende an dieser Übung, sondern die seitliche Beschleunigung des Kopfes in der horizontalen Achse.

- Testen Sie sich.
- Das Ziel dieser Übung ist es, den Kopf seitlich zu beschleunigen. Ausgangspunkt ist ein gerader Stand.
- Aus dem Stand lassen Sie sich nach links fallen, bis Sie einen seitlichen Ausfallschritt mit dem linken Bein als Abfangbewegung machen müssen. ▶ 1
- Sie landen auf dem linken Bein, strecken es in den Stand, und ziehen das rechte Bein heran in den geschlossenen Stand zur neuen Startposition. ▶ 2
- Nun lassen Sie sich nach rechts fallen und wiederholen den Ausfallschritt zur Gegenseite. ▶ 3 ▶ 4
- Um den Schwierigkeitsgrad zu erhöhen, können Sie einen Bleistift zur Blickfixierung vor sich halten.
- Beginnen Sie mit 10 – 20 Ausfallschritten.
- Re-testen Sie sich.

Sitzende Alternativen zu den seitlichen Ausfallschritten

Wenn Stehen noch ein zu großes Problem für Sie ist, dann können Sie diese Übung am Schreibtisch sitzend absolvieren. Setzen Sie sich breitbeinig an einen Tisch und legen Sie Ihre Hände abstützend weit auseinander. Der Kopf ist gerade und Sie schauen nach vorne. Nun stellen Sie sich vor, Ihr Kopf wird wie auf einer Schiene von ganz weit rechts nach ganz weit links beschleunigt. Absolvieren Sie diese Beschleunigungen von rechts nach links für ca. eine Minute.

Eine Alternative wäre Schaukeln auf einer Schaukel. Halten Sie dabei für ein paar Schwünge den Kopf nach links rotiert, sodass das rechte Ohr nach vorne zeigt, und dann rotieren Sie für ein paar Schwünge das linke Ohr nach vorne. Ein Schaukelstuhl kann auch diesen Zweck erfüllen.

NEURO-INFO: **Die unteren Gleichgewichtszellkerne**

Irgendwer oder irgendwas muss den Teilen des Gehirns, die den Blutdruck steuern, mitteilen, dass die Lage unseres Körpers in Bezug zur Schwerkraft sich ändert – wenn sie sich ändert. Denn sich ändernde Körperpositionen und -beschleunigungen erfordern mehr oder eben weniger Blutdruck, damit das Blut und der darin enthaltene Sauerstoff auch überall im Körper zur Verfügung stehen. Wenn das nicht passiert, dann wird uns schwindelig oder »schwarz vor Augen«, sobald wir uns aus dem Liegen in eine sitzende Position begeben oder aus dem Sitzen ins Stehen wechseln. Ein bestimmter Zellkern in unserem Stammhirn sorgt dafür, dass die blutdrucksteuernden Zentren die richtigen Informationen bekommen: Wir können diesen Zellkern sehr gut aktivieren, indem wir unseren Kopf seitlich beschleunigen, wie in der hier gezeigten Übung.

1

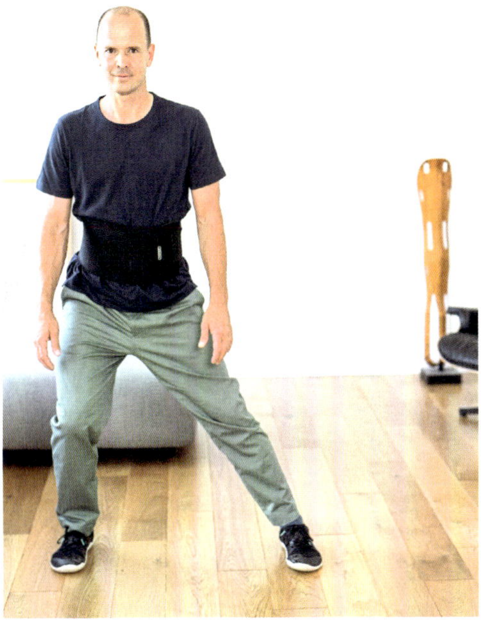

2

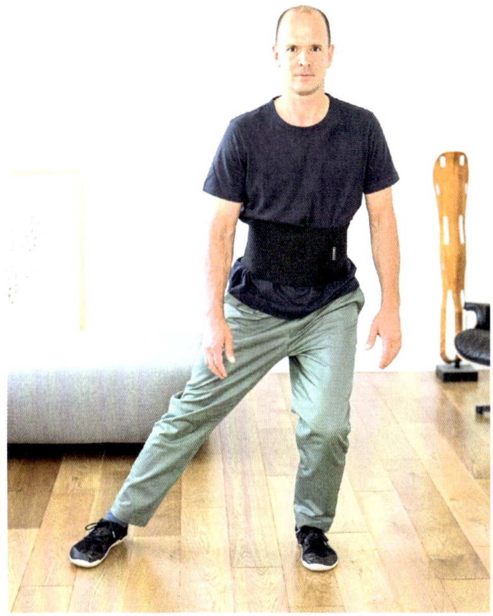

3

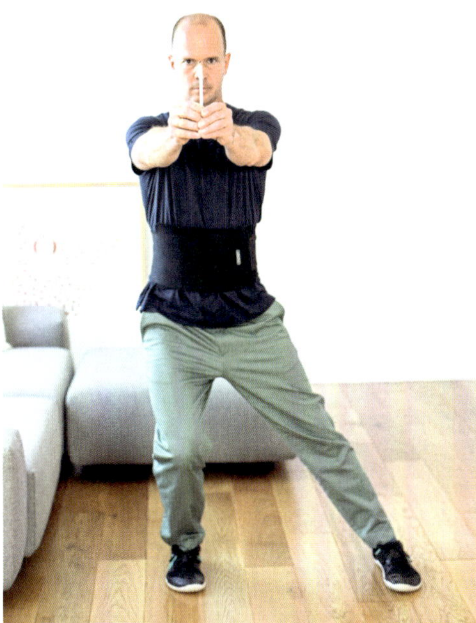

4

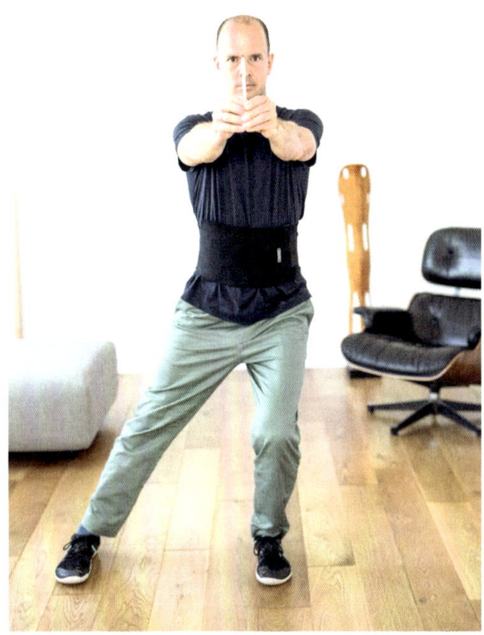

Unregelmäßiger Herzschlag – Arrhythmie: Die Drills

»Mein Herz schlägt unregelmäßig, springt und stolpert, schlägt nicht immer im Rhythmus.« Das parasympathische System läuft unrund, es hat beim Bremsen des Herzschlags nicht das richtige Timing.

Übungen Arrhythmie	Power-Drill	Reha-Drill	Neutraler Drill
Bauchgürtel	☐	☐	☐
Summen »OM«	☐	☐	☐
Gurgeln	☐	☐	☐
Elektrostimulation Bauch und Ohr für den Vagusnerv	☐	☐	☐
Schiel-o-Mat	☐	☐	☐
Schiel-o-Mat mit dem schwachen Auge	☐	☐	☐
Riechen/Identifizieren	☐	☐	☐
Wow! – Atmen und Vokalisieren	☐	☐	☐

BAUCHGÜRTEL

Die gemeinsten Bauchgürtel werden meist zum Abnehmen vermarktet. Tatsächlich kann ein Bauchgürtel indirekt dabei helfen. Aber eher nicht wegen des Aspekts der lokalen Wärmeproduktion und deren Wirkung auf den lokalen Stoffwechsel, sondern eher wegen der durch den leichten Druck und die Wärme erzeugten stärkeren Aktivierung bestimmter freier Nervenenden im Bauchraum, den C-Fasern. Diese senden ihre Signale über den Vagusnerv in die Insula und sorgen dort für eine bessere Aktivierung.

Weil wir wissen, dass die vordere Insula Essverhalten steuert, kann das Tragen dieses Gürtels dazu beitragen, Essverhalten zu normalisieren, indem es die Aktivierung der Insula verändert. Wir nutzen den Bauchgürtel, um einen sehr einfachen, zusätzlichen Stimulus zu erzielen, der Ihren Vagusnerv und Ihre Insula trainiert. Tragen Sie den Bauchgürtel beim Training, bei allen Atemübungen und gerne auch bei anderen Tätigkeiten während des Tages. Es gibt keine zeitliche Beschränkung.

SUMMEN »OM«

Auch diese Übung kennen Sie vielleicht schon, denn sie ist das bekannteste aller Mantras. Aus dem Urklang des »OM« ist nach dem Verständnis der alten Hindus das Universum entstanden. Fakt ist, dass das Intonieren des »OM« mit tiefem Klang und Vibration ein hervorragender Stimulus für den Vagusnerv und damit für die Medulla oblongata unseres Stammhirns ist. Dadurch entspannt und beruhigt es sich.

- Testen Sie sich.
- Sitzen oder stehen Sie entspannt mit aufgerichteter Wirbelsäule. Gerne die Augen schließen.
- Halten Sie das »O« etwa fünf Sekunden lang auf einem tiefen Ton.
- Im Anschluss lassen Sie das »M« etwa zehn Sekunden lang durch die Nebenhöhlen erklingen.
- Anschließend ein paarmal ruhig ein- und ausatmen, dann den Klang wiederholen.
- Insgesamt etwa fünfmal ausführen.
- Re-testen Sie sich.

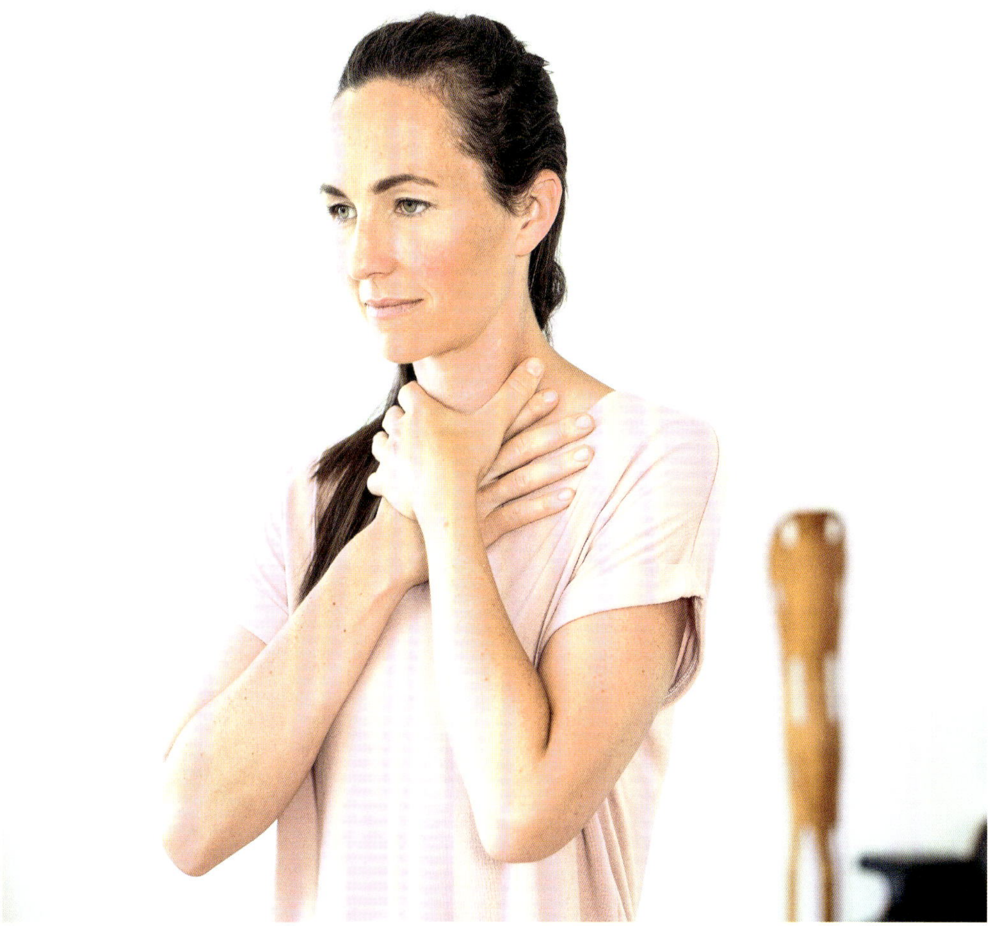

GURGELN

Ebenfalls ein sehr guter Reiz für den Vagusnerv. Kennt jeder, nur wollen wir es gerne etwas länger und kräftiger machen. Wechseln Sie sehr kaltes Wasser, warmes Wasser und auch Orangensaft zum Gurgeln ab. Unterschiedliche Flüssigkeiten, Temperaturen und Geschmacksrichtungen sind oft hilfreich und bieten zusätzliche Stimuli.

- Testen Sie sich.
- Sitzen oder stehen Sie entspannt mit aufgerichteter Wirbelsäule.
- Atmen Sie tief durch die Nase ein. Nehmen Sie die Flüssigkeit in den Mund, gurgeln Sie. Gurgeln Sie so lange, wie es Ihnen angenehm ist.
- Kopf in der Gurgelposition lassen und durch die Nase neu einatmen.
- Wiederholt gurgeln.
- Insgesamt 3- bis 6-mal wiederholen.
- Re-testen Sie sich.

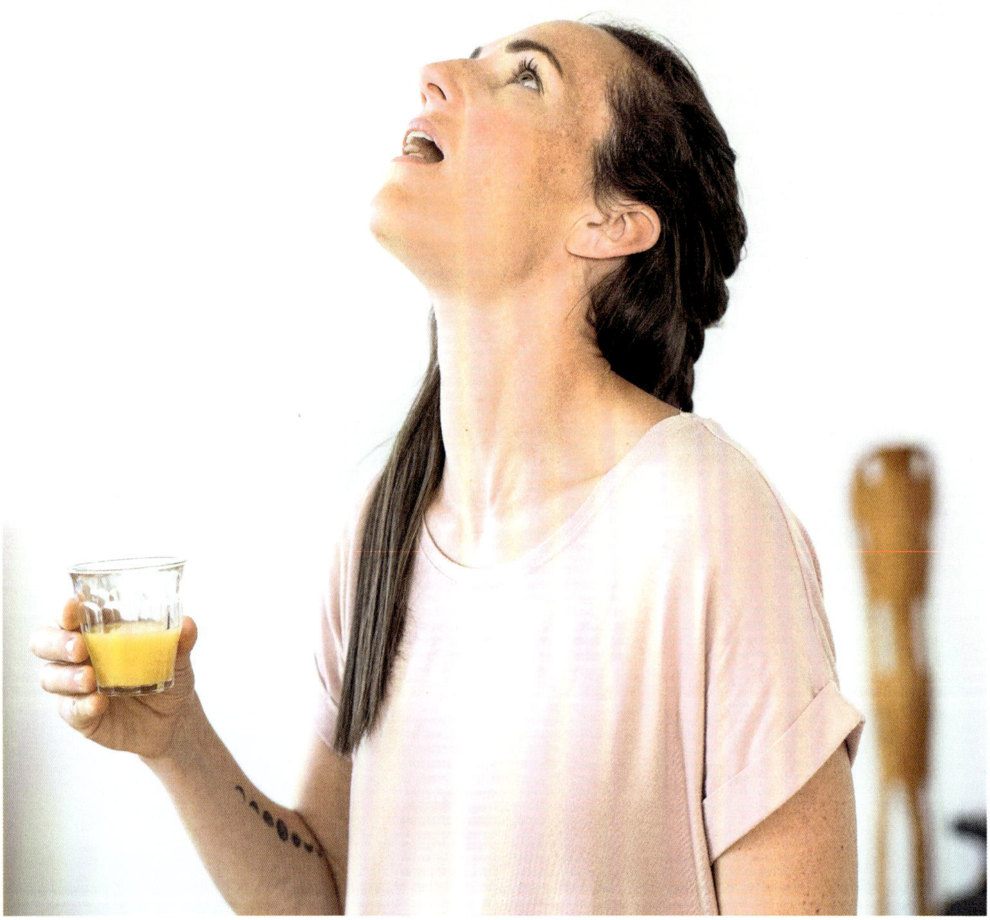

ELEKTROSTIMULATION BAUCH UND OHR FÜR DEN VAGUSNERV

- Testen Sie sich.
- Die Vibration am Ohr für den Vagusnerv kennen Sie schon. Hier kombinieren wir die Stimulation des Vagusnervs durch Vibration am Ohr mit Stimulation durch leichte elektrische Impulse am Bauch.
- Nehmen Sie das Elektroakupunkturgerät, stellen Sie es auf eine niedrige Stufe und lassen Sie es mit sehr leichtem Druck über Ihren Bauch gleiten. Die Stimulation soll auf keinen Fall unangenehm oder gar schmerzhaft sein. Viel hilft nicht viel!
- Mit der einen Hand stimulieren Sie nun das Ohr, mit der anderen den Bauch.
- Wichtig: Atmen Sie dabei entspannt durch die Nase in einem ruhigen Atemrhythmus.
- Re-testen Sie sich.

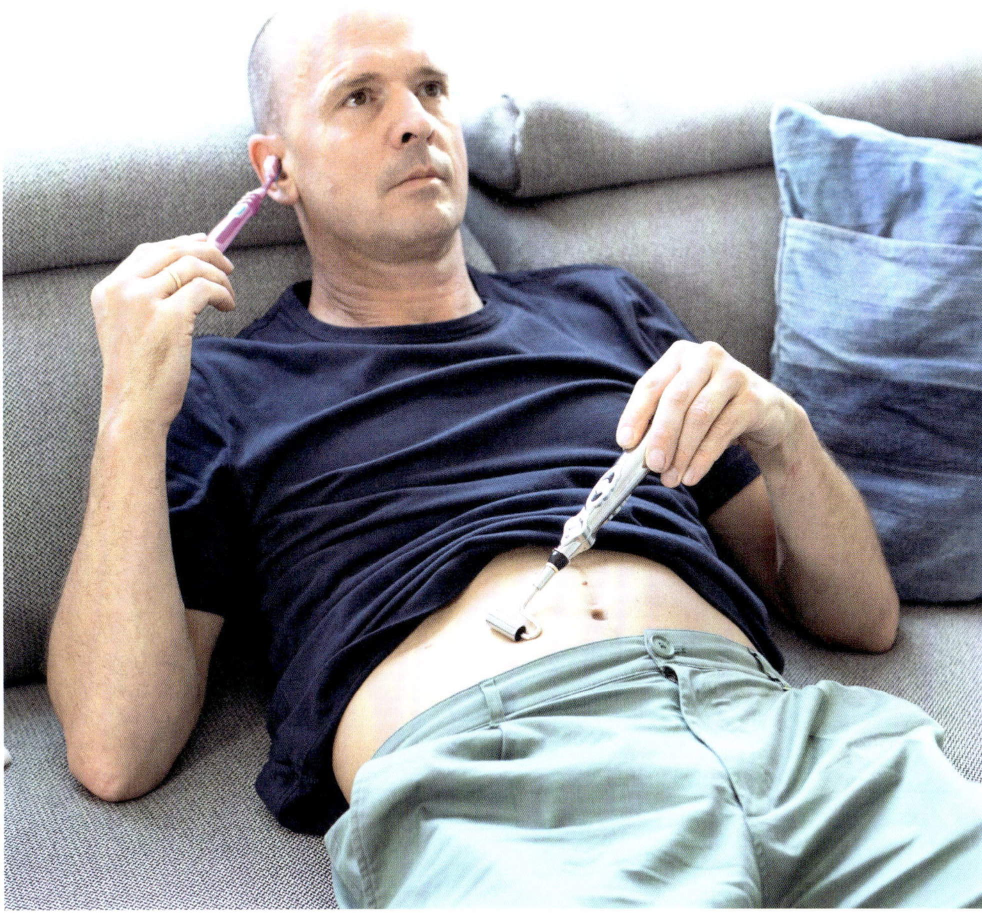

SCHIEL-O-MAT (ODER BLEISTIFTLIEGESTÜTZ)

Mit dem Schiel-o-Mat trainieren wir Konvergenz- und Divergenzbewegungen und damit die Stammhirnbereiche Mittelhirn und Pons. Konvergenz bezeichnet eine gegenseitige Augenbewegung, um Dinge in der Nähe zu betrachten. Divergenz ist die Auswärtsbewegung der Augen, also Dinge zu beobachten, die sich von uns wegbewegen. Unsere Augen sollten hier als Team zusammenarbeiten. Konvergenz- und Divergenzbewegungen sind nach leichten Gehirnerschütterungen oft beeinträchtigt, auch dauerhafte Bildschirmzeit kann sich negativ auf die Konvergenzfähigkeiten der Augen auswirken.

Sie brauchen einen Stift (Bleistift oder Kugelschreiber) oder eine Visitenkarte, Sie können aber auch einfach Ihren Daumen nehmen. Es hilft allerdings, wie bei allen anderen Übungen auch, wenn ein Buchstabe oder Zeichen auf dem Ziel zu sehen ist, denn unsere Augen bleiben besser an Formen »hängen«.

Fokuspunkt der Bewegung

Sehe ich mein Ziel ohne Doppelbild?

- Testen Sie sich.
- Sie befinden sich in einem neutralen Stand oder in sitzender Position.
- Halten Sie das visuelle Ziel ungefähr eine Armlänge entfernt in Augenhöhe mittig vor

1

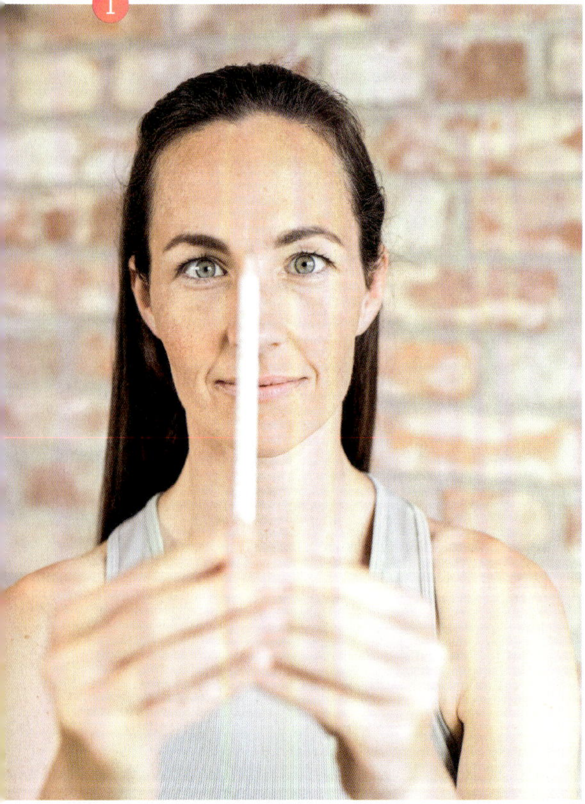

2

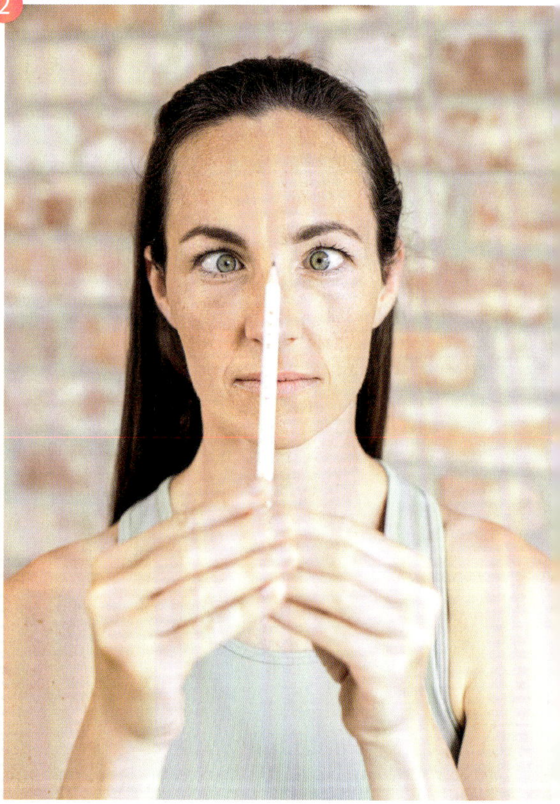

sich und fixieren Sie einen Buchstaben auf diesem Ziel. ▶ 1

- Ziehen Sie das Kinn ein wenig zum Kehlkopf nach unten und nach hinten, sodass der Kopf ein wenig nach vorne kippt.
- Führen Sie den Stift in einer geraden Linie in Augenhöhe mittig zu Ihren Augen – genau in Richtung der Nasenwurzel. Der Weg zur Nase dauert ca. drei Sekunden.
- Zählen Sie »einundzwanzig, zweiundzwanzig, dreiundzwanzig«. Währenddessen schauen Sie die ganze Zeit auf einen Buchstaben auf Ihrem Ziel und atmen ein.
- Führen Sie den Stift langsam so nah vor Ihre Augen wie möglich. Nehmen Sie wahr, wann die Schrift unscharf wird (kein Problem) oder Sie ein Doppelbild des Ziels sehen. Wenn Sie ein Doppelbild sehen, halten Sie den Stift kurz vor der Doppelbildstelle an. Der Hintergrund Ihres Sichtfeldes wird doppelt erscheinen, das ist normal. Das Ziel soll aber eindeutig sein. ▶ 2
- Halten Sie die Nahposition für fünf bis zehn Sekunden.
- Strecken Sie den Arm wieder aus und führen Sie, während Sie ausatmen, das Ziel langsam wieder weg von Ihren Augen, zurück in die Ausgangsposition, wieder in drei Sekunden.
- Hier machen Sie wieder einen kurzen Stopp.
- Beginnen Sie das Ganze wieder von vorne.
- Starten Sie mit drei bis fünf Wiederholungen.
- Re-testen Sie sich. Notieren Sie das Ergebnis in der Tabelle.

Zusätzliche Hinweise zur Dosierung

Wenn der Schiel-o-Mat positiv re-testet, dann machen Sie mehr davon. Sie wollen genau wissen, was »mehr« bedeutet? Zum Beispiel 2 x 5 Wiederholungen. Oder 1x10 Wiederholungen. Wenn der Drill für Sie funktioniert, wäre es gut, wenn Sie möglichst oft am Tag kurze Sets davon üben. Vielleicht fünf. Wenn Sie mehr schaffen, dann machen Sie ruhig mehr. Ein Set von sechs Wiederholungen dauert ca. eine bis zwei Minuten. Vielleicht können Sie 5 x 2 Sets machen, dann hätten Sie zehn Minuten trainiert. Das wäre ein toller Start. Versuchen Sie, Ihren Atemrhythmus mit der Augenbewegung zu synchronisieren, aber atmen Sie langsam und machen Sie Atempausen an den Umkehrpunkten. Finden Sie heraus, ob Sie den Schiel-o-Mat besser vor oder nach dem Augendruck machen. Vielleicht fällt es Ihnen leichter danach. Das ist gut.

NEURO-INFO: **Schlechte Re-Tests nach Schiel-o-Mat**

Sind Mittelhirnstrukturen beeinträchtigt, kann die Übung Schiel-o-Mat zu Verschlechterungen der Re-Tests führen. In diesem Fall haben Sie zwei Möglichkeiten:

1. Verringern Sie die Wiederholungsanzahl und versuchen Sie dann, langsam zu steigern. Re-testen Sie permanent und schalten Sie Atemübungen vor und nach.
2. Probieren Sie die »Hemmungen« (siehe Seite 133): Lochbrille, Farbbrille, Ohrstöpsel. Wenn eines der genannten Tools funktioniert, trainieren Sie zunächst den Schiel-o-Mat immer mit »Hemmung«, steigern dann langsam die Dosis und entwöhnen anschließend langsam zurück auf »normale« Ausführung ohne Hemmung.

Kein Effekt? Testen Sie den einäugigen Schiel-o-Mat mit dem schwachen Auge

Wenn dieser Schiel-o-Mat bei Ihnen keinen guten Effekt hat, dann kann das normal sein. Es kann aber auch daran liegen, dass Sie – wie sehr viele andere Menschen auch – eine Konvergenzschwäche (Konvergenzinsuffizienz) haben oder auf dem Weg dahin sind. Eine Konvergenzschwäche ist gekennzeichnet durch eine verringerte Fähigkeit der Augen, sich aufeinander zuzudrehen. Die Betroffenen spüren das in der Regel nicht. Das kann dann zum Beispiel so aussehen, wie auf dem Foto unten: Das rechte Auge geht schön nach innen, das linke Auge nicht, es kann die Position nicht halten.

Lassen Sie sich von einer vertrauten Person einmal Ihre Augenbewegungen beim Schiel-o-Mat filmen. Schauen Sie, ob ein Auge sich weniger gut in die Konvergenzposition bewegt oder diese nicht lange halten kann. Dann schauen Sie, ob ein Auge weiter den Fokus der Bewegung fixiert, während das schwache Auge zurück in die Mittelposition driftet. Dieser kleine Defekt kann über die Zeit große motorische Folgen haben, weil Teile des Mittelhirns und der dort entspringenden Bahnen und Kranialnerven (Hirnnerven) weniger Aktivierung bekommen – mit potenziellen Auswirkungen auf Schulterbewegungen, Nacken und Rumpfstabilität sowie Schmerzempfinden! Deshalb testen und re-testen Sie in diesem Fall den einäugigen Schiel-o-Mat – also die Dreiecksverfolgung – mit dem schwachen Auge. Decken Sie das stärkere Auge mit der Hand oder einer Augenklappe ab.

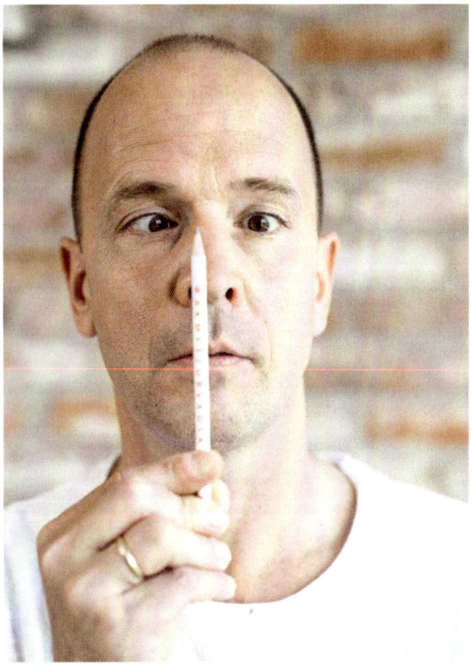

Eine Konvergenzschwäche spürt die betroffene Person oft nicht.

Fokuspunkt der Bewegung

Halten Sie stets Blickkontakt zum Ziel!

- Testen Sie sich.
- Halten Sie das visuelle Ziel ungefähr eine Armlänge entfernt in Augenhöhe vor das geöffnete Auge. ▶ 1
- Das visuelle Ziel langsam und gerade zum Auge ziehen. ▶ 2
- Stopp.
- Langsam die Mitte kreuzen, so weit wie möglich, ohne Blickkontakt zu verlieren. ▶ 3
- Stopp.
- Langsam zurück in die Mitte zur Ausgangsposition.
- Halten Sie an jedem Eckpunkt für drei Sekunden. Absolvieren Sie 3 – 5 langsame Wiederholungen zu Beginn (testen Sie die Anzahl aus, die Sie vertragen).
- Schließen Sie die Dreiecksverfolgung mit einem beidäugigen Schiel-o-Mat ab, um den Augen zu zeigen, wie sie als Team zusammenarbeiten sollen.
- Re-testen Sie sich. Notieren Sie das Ergebnis in der Tabelle. Testen Sie ggf. auch das andere Auge, falls Sie sich nicht sicher sind.

1

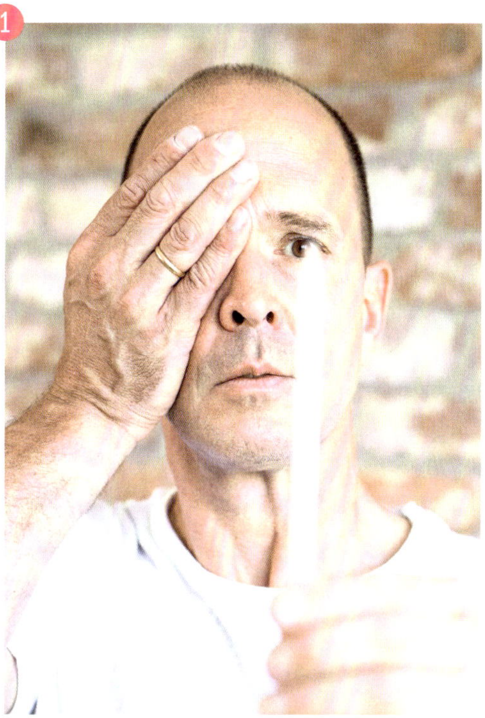

2

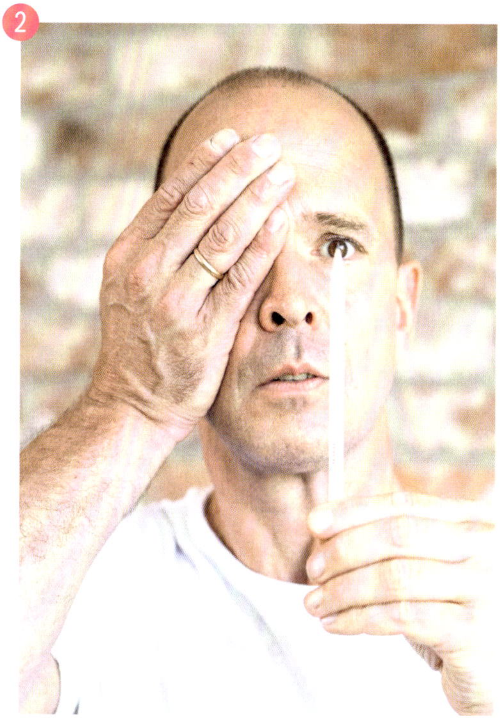

3

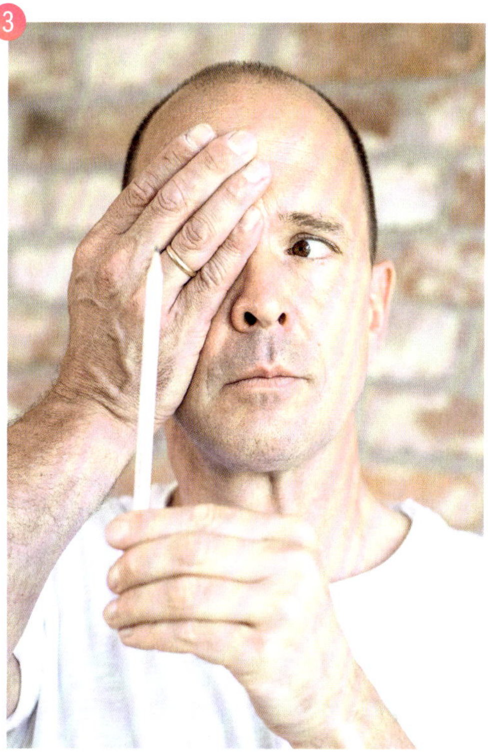

RIECHEN/IDENTIFIZIEREN

Geruchsverlust ist ein frühes Zeichen von neurodegenerativen Erkrankungen wie Parkinson. Wir riechen nicht mit unserer Nase, wir riechen mit unserem Gehirn. Wenn Sie wenig riechen, dann sollten Sie sich also besser darum kümmern und die wenig aktiven Gehirnbereiche fordern und trainieren, bevor der Verfall weitere Kreise zieht. Die Insula wird durch Riechen aktiviert, sie wirkt beim Interpretieren von Gerüchen mit.

Sie können testen,

1. ob Sie etwas riechen,
2. wie stark Sie etwas riechen auf einer Skala von 0–10,
3. ob Sie es identifizieren können und
4. welche Wirkung das Riechen auf Ihre motorischen und autonomen Funktionen hat.

- Testen Sie sich, besonders Geruchsstärke und Identifikation, Perfusionsindex, Ganzkörperrotation.
- Legen Sie verschiedene Gerüche bereit. Verschließen Sie ein Nasenloch mit einem Finger. Riechen Sie an der Probe mit dem anderen Nasenloch mit mehreren kurzen »Schnüffeln«. Fragen Sie sich zuerst:
  - Kann ich etwas riechen? Ja oder Nein? Wenn ja,
  - kann ich das Aroma identifizieren? Was ist es?

Probieren Sie mehrere Gerüche hintereinander aus und stellen Sie sich die genannten Fragen.

- Re-testen Sie sich, besonders Perfusionsindex und Ganzkörperrotation.

WOW! – ATMEN UND VOKALISIEREN

Bei diesem Drill formen Sie Mund, Mundhöhle und Lippen, während Sie durch die Nase einatmen, und erzeugen einen Ton, während Sie durch den Mund ausatmen. Der Ton hört sich – je nachdem, wie schnell Sie die Übung absolvieren – so an, als würden sie »Wow!« sagen. Sehr schnell absolviert ähnelt der erzeugte Ton einer Sirene.

- Testen Sie sich.
- Versuchen Sie, mit gespitzten und geschlossenen Lippen mit Ihrem Mund einen maximal großen Hohlraum zu bilden, und atmen Sie dabei ein. ▶ 1

1

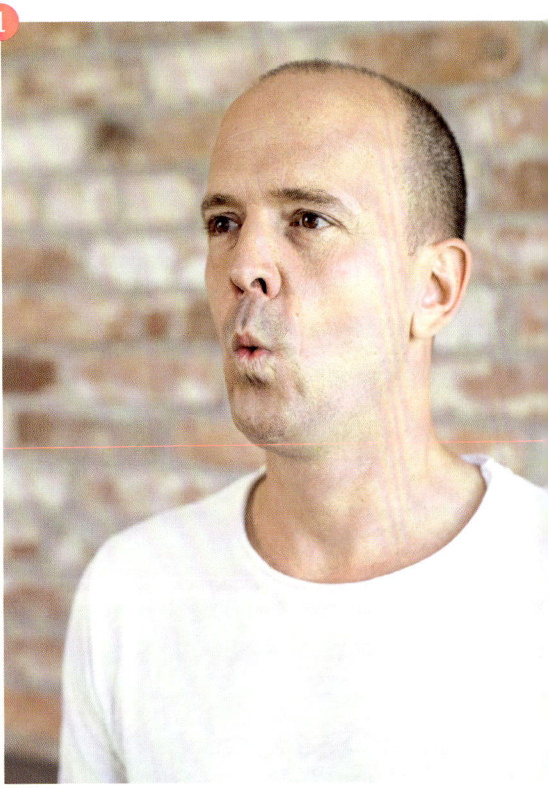

- Beginnen Sie nun, durch den Mund auszuatmen.
- Halten Sie den Hohlraum und bilden Sie einen Ton wie ein langgezogenes »Uuuuuuuu«.
- Das Uuuuuuuu wird langsam zu einem Oooooo und dann zu einem Aaaaaaaaaa – öffnen Sie dabei den Mund so weit, wie Sie können, bis Sie an Ihrem Rachensegel ein wenig Dehnung spüren. ▶ 2
- Jetzt beginnen Sie, den Mund auf dem umgekehrten Weg wieder langsam zu schließen. Dabei wird das Aaaaa wieder langsam zu einem Ooooo und zu einem Uuuuu. ▶ 3
- Atmen Sie die Restluft aus, atmen Sie wieder durch die Nase ein und wiederholen Sie den Ablauf. Der Ton, den Sie erzeugen, hört sich an wie ein sehr langgezogenes »Wow«.
- Re-testen Sie sich.
- Testen und re-testen Sie diesen Drill unbedingt in verschiedenen Tempi. Am wirkungsvollsten ist es oft, wenn Sie ein Metronom dafür benutzen (gibt es in jedem App Store). Beginnen Sie mit 20 Herzschlägen pro Minute (bpm = beats per minute), erhöhen Sie schrittweise auf 60 bis 80 bpm.

2

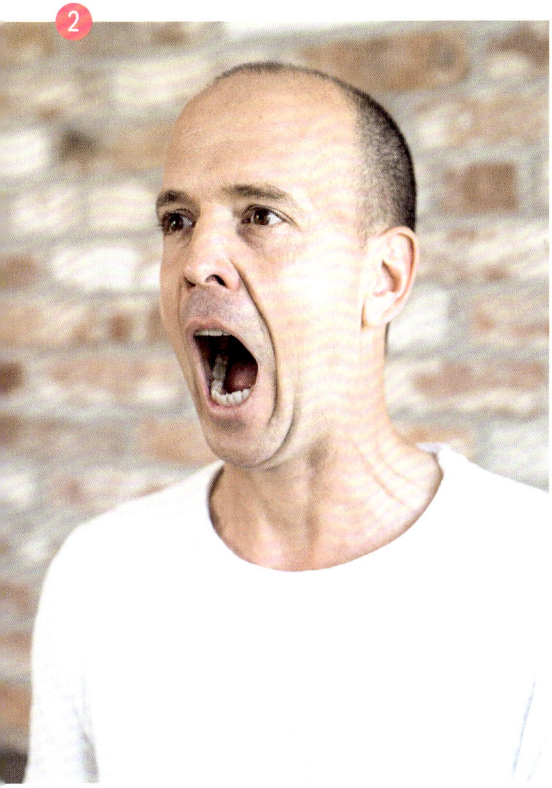

3

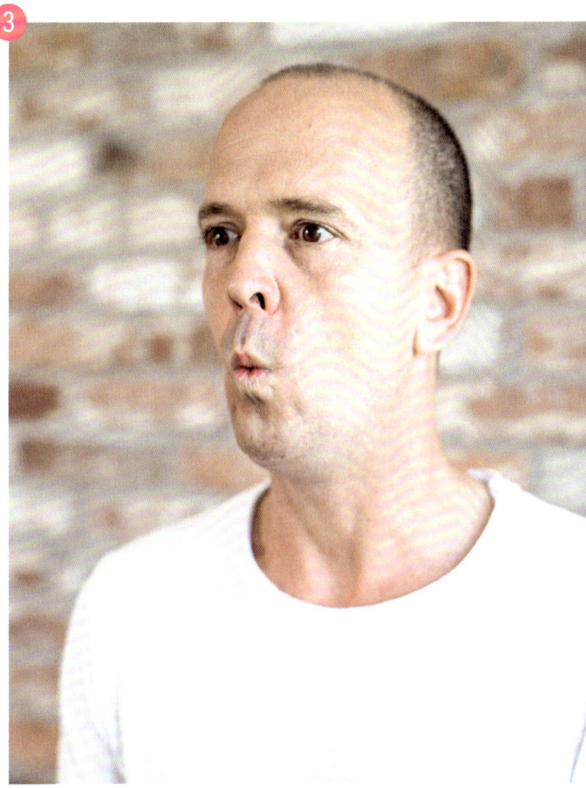

Wie geht's jetzt weiter? – Erfolge ausbauen

Perfekt! Sie haben jetzt bereits mit dem Trainingsprozess begonnen und die wichtigsten Drills für Ihr Hauptsymptom getestet. Mittlerweile sollten Sie eine Liste mit Power-Drills, Reha-Drills und neutralen Drills erstellt haben, die Sie täglich durchführen. Im folgenden Kapitel finden Sie Informationen zu weiterführenden Drills für das Atmen sowie Drills für die Rehabilitation des Riechens – und einiges mehr.

Bleiben Sie dran! Unterstützung durch Magnesium, Vitamin A & Co.

Schauen Sie sich bitte die in diesem Kapitel folgenden Informationen zu Magnesium, warmen Bädern und zu weiterführenden Übungen an. Wenn das Themen für Sie sind, dann nehmen Sie diese Übungen beziehungsweise Ergänzungen in Ihr Programm mit auf! Schauen Sie sich ebenfalls die Informationen zum Thema »Hemmung« auf Seite 133 an und probieren Sie sie aus, wenn Sie denken, dass diese passen könnten.

Währenddessen können Sie schon mit dem Training der Übungen auf Ihrer Power-Drill-Liste beginnen: Trainieren Sie diese Liste ab, verteilt über den Tag, 5- bis 10-mal, für fünf bis 15 Minuten.

Wenn Ihre Liste kurz ist, machen Sie mehr Wiederholungen von weniger Übungen. Wenn Ihre Liste lang ist, machen Sie weniger Wiederholungen von vielen Übungen. Wenn sie so lang ist, dass Sie mehr als 15 Minuten brauchen, können Sie die Liste auch in Teilen absolvieren, also die Übungen in mehrere Einheiten aufteilen. Vergessen Sie nicht, weiterhin alle Drills und insbesondere deren Frequenz und Wiederholungszahl immer wieder zu re-testen. Das ist ein wichtiger Teil des Prozesses, denn so haben Sie nie das Risiko, dass Sie unnötig viel oder sogar kontraproduktiv trainieren. Tests/Re-Tests zeigen den sichersten und effektivsten Weg.

UNSERE SUPERWÄHRUNG: MAGNESIUM

Ihr Körper und Ihr Gehirn machen alle möglichen Dinge hinter den Kulissen, was Stoffwechsel genannt wird. Stellen wir uns vor, dass all diese Dinge Transaktionen sind, die etwas kosten. Die Währung: Magnesium. Magnesium ist an über 300 permanenten Stoffwechseltransaktionen beteiligt. Wenn wir also (zu) wenig davon haben, dann läuft der Laden nicht mehr rund, es kommt zu einem Ungleichgewicht. Wir sehen schlecht aus, fühlen uns schlecht, sind müde, schlapp und träge, haben Muskelkrämpfe, das Herz kann aus dem Takt geraten.

Ein Mangel an Magnesium begünstigt die Entstehung von Entzündungen und ist so ein Risikofaktor für Herz-Kreislauf-Erkrankungen, Bluthochdruck und Diabetes sowie viele weitere Krankheiten. Auch im Gehirn läuft ohne Magnesium nicht mehr so viel, dort spielt Magnesium eine wesentliche Rolle bei der Übertragung von Signalen zwischen Neuronen, und es schützt vor übermäßiger Erregung, die zum Absterben von Nervenzellen führen kann. Magnesiummangel wird im Zusammenhang mit der Entstehung von chronischen Schmerzen, Migräne, Epilepsie, Alzheimer, Parkinson und Schlaganfall sowie für die häufigen Begleiter Angst und Depression besprochen.

Um normale Funktionen von Körper und Gehirn zu ermöglichen, ist Magnesium deshalb für mich ein wichtiges Basissupplement. Ich habe sehr gute Erfahrungen mit Magnesiumglycinat gemacht. Mit 500 mg und mehr als Supplement kommen viele Menschen, mit denen ich zusammenarbeite, prima zurecht.

GAMECHANGER VITAMIN A

Vitamin A wird bei Krankheit durch verschiedene Mechanismen abgebaut. Auch Medikamente wie Kortikosteroide, die häufig gegen COVID-19 eingesetzt werden, bauen Vitamin A ab. Vitamin A wird auch verbraucht, wenn es UV-Licht ausgesetzt wird, also wenn wir im Sommer in der Sonne sind. Vitamin A verbessert die Funktion der Schleimhäute, auch die in der Lunge. Dieses Vitamin ist folglich wahnsinnig wichtig, um die Lunge gesund und intakt zu halten. Der Vitamin-A-Haushalt beeinflusst auch maßgeblich die Schilddrüsenfunktion und stärkt die Immunität.

Eine Studie aus England berichtet, dass die äußerliche Anwendung von Vitamin A (Retinol) für Patienten, die an einer postinfektiösen olfaktorischen Dysfunktion leiden, von Vorteil sei, da die Vitamin-A-Supplementierung eine wichtige Rolle bei der Regeneration der olfaktorischen Rezeptorneuronen spielen könnte. Ich empfehle ohnehin allen Menschen, die ihre Gesundheit verbessern möchten, mindestens einmal in der Woche Leber zu essen. Am besten Rinderleber oder Kalbsleber. Hört sich einfach an. War aber schon für Hunderte von Klienten ein echter Gamechanger. Wenn Leber gar nicht geht, dann ein gutes Supplement mit Retinylacetat oder Retinylpalmitat. Kein Betacarotin, denn viele Menschen können es nicht effizient genug umwandeln.

HILFREICH: HEISSE BÄDER

Auch heiße Bäder in Epsom-Salz (Magnesiumsulfat) sind hilfreich für Ihre Genesung. Wissenschaftlich fehlt hier noch die Evidenz, aber es scheint so zu sein, dass das Magnesium über Schweißdrüsen und Haarwurzeln aufgenommen wird. Kur: Zwei Kilo in eine heiße Badewanne, 20 bis 30 Minuten einwirken lassen, 2- bis 3-mal in der Woche. Dazu viel Orangensaft trinken, weil ein heißes Bad so viel Kalorien verbraucht wie eine halbe Stunde gehen. Ja, baden kann Training sein! Neben positiven Wirkungen auf die Regulation von Blutzucker hilft es dabei, chronische Entzündungen zu reduzieren und unsere Ausdauer zu verbessern. Für Menschen, die noch nicht so weit sind, eine Runde zu joggen, können viele heiße Bäder den Weg zu alter Leistungsfähigkeit vorbereiten. Und: Ich brauche nicht weiter erwähnen, dass Wärmereize immer die Insula aktivieren, oder?

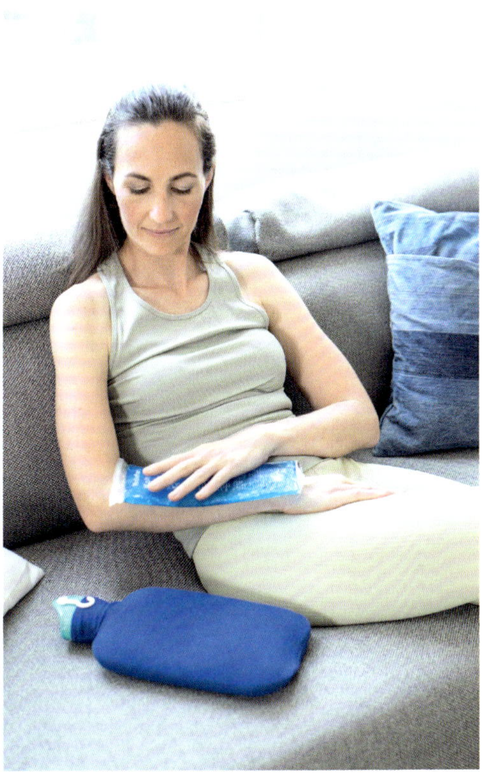

Wärme- und Kältereize unterstützen zusätzlich Ihre Drills. Testen Sie immer beide Seiten.

Ergänzende Übungen für die Atmung

Diese Drills können Sie vorbereitend und erweiternd für alle Atemübungen nutzen. Sie sind zum Teil ein wenig intensiver, deshalb können Sie sie als Übungen für Fortgeschrittene verstehen und auch so einsetzen. Probieren Sie sie aus, testen/re-testen Sie!

Der Nervus phrenicus (Zwerchfellnerv) aktiviert unser Zwerchfell, er entspringt einem Gewusel aus Nervenfasern, die von der oberen Halswirbelsäule abgehen. Die Übungen für die Halswirbelsäule mobilisieren diese Bereiche und können damit zu einer guten Funktion dieses Nervs und des Zwerchfells beitragen. Die Übungen für die Brustwirbelsäule mobilisieren unseren gesamten Brustkorb sowie das darunter- und darüberliegende Gewebe.

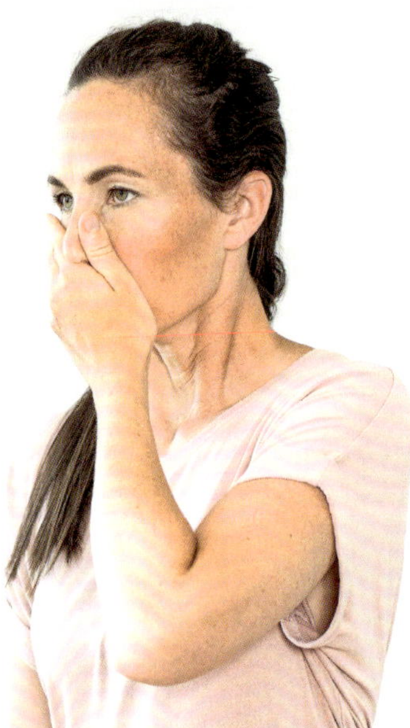

Atem-Drills stimulieren den gesamten Brustraum.

DAS HUHN

Fokuspunkt der Bewegung

Versuchen Sie, beim Zurückziehen des Kinns eine leichte Beugung der oberen Halswirbelsäule beim Gleiten nach hinten zu erzeugen.

- Testen Sie sich.
- Reiben Sie mit den Fingerspitzen die Halswirbelsäule vom Schädelansatz ca. 20 Sekunden.
- In der Ausgangsposition ziehen Sie Ihr Kinn aktiv leicht abwärts und nach hinten in Richtung Adamsapfel, sodass Sie spüren, dass Ihre Halswirbelsäule im Nacken leicht gebeugt wird.
- Nun stellen Sie sich vor, dass Sie eine rote Clownsnase tragen – schieben Sie die Spitze der Clownsnase so weit nach vorne wie nur möglich (das nennt man übrigens Protraktion), und atmen Sie dabei durch die Nase aus. ▶ 1
- Anschließend ziehen Sie die Nase wieder zurück und Ihr Kinn in Richtung Adamsapfel (diese Bewegung heißt Retraktion) und atmen durch die Nase ein. ▶ 2
- Wiederholen Sie diese Abfolge – in Zeitlupentempo – ca. 5 x.
- Bleiben Sie locker.
- Begrenzen Sie die Körperspannung auf das minimal Nötige!
- Nehmen Sie sich Zeit, die Bewegung zu lernen und damit zu experimentieren!
- Re-testen Sie sich. Notieren Sie das Ergebnis in der Tabelle.

1

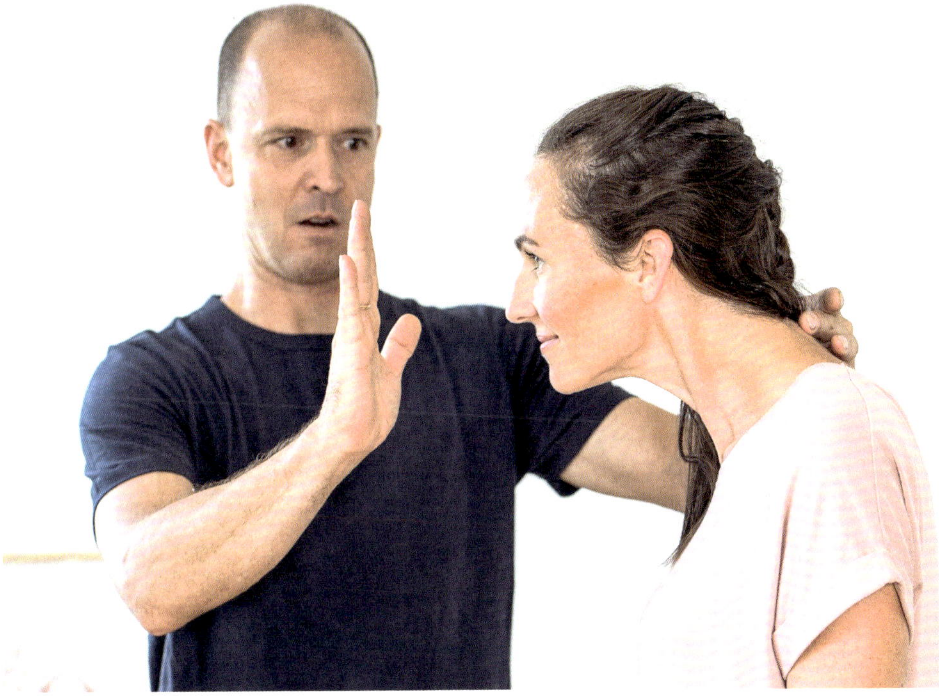

2

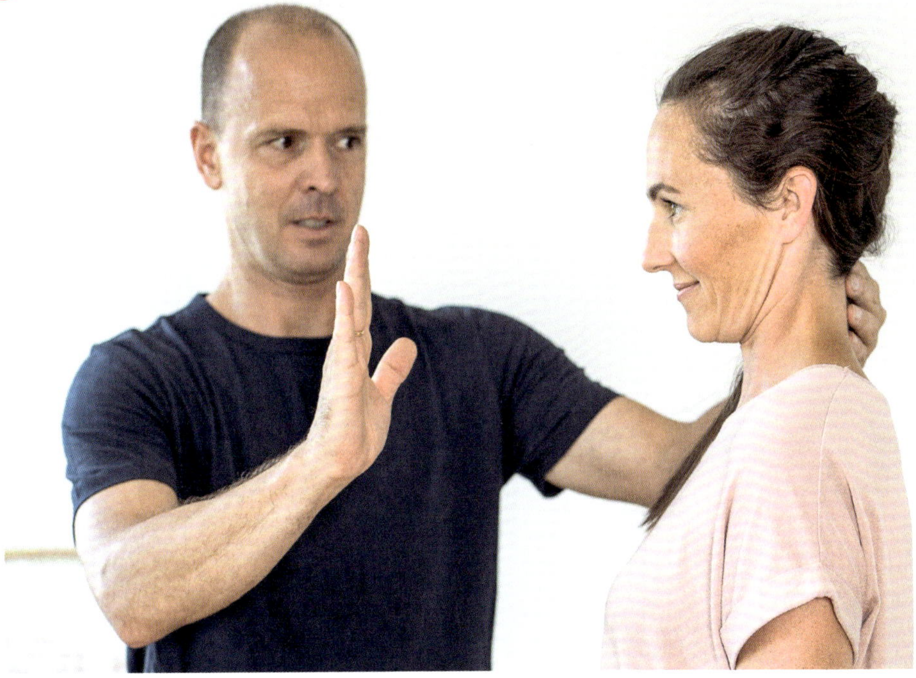

DAS PICKENDE HUHN

Fokuspunkt der Bewegung

Ziel ist es, beim Zurückziehen des Kinns eine leichte Beugung der oberen Halswirbelsäule zu erreichen.

- Testen Sie sich.
- Reiben Sie mit den Fingerspitzen die Halswirbelsäule vom Schädelansatz bis zur Brustwirbelsäule ca. 20 Sekunden. Sie beginnen im neutralen Stand (s. S. 46). In der Ausgangsposition ziehen Sie Ihr Kinn leicht abwärts und nach hinten in Richtung Adamsapfel, sodass Sie spüren, dass Ihre Halswirbelsäule im Nacken leicht gebeugt wird.
- Nun blicken Sie nach unten an Ihrer Vorderseite entlang auf Ihre Brust, dabei beugen Sie Ihren Kopf nach vorne, so weit Sie können, ohne Ihre Brustwirbelsäule zu bewegen.
- Jetzt schieben Sie Ihr Kinn nach unten in Richtung Brust – es sind nur ein paar Zentimeter Bewegung möglich.
- In der Endposition angekommen – jetzt kommt der wichtigere Part der Bewegung –, ziehen Sie Ihr Kinn wieder so weit wie möglich nach oben, Ihr Kopf bleibt in der vorgebeugten Position.
- Ziehen Sie das Kinn stark nach hinten oben, sodass Ihr Kopf eine leicht nach vorn rollende Bewegung macht. Das Ziel ist eine maximale Beugung der oberen Halswirbelsäule – viel ist in dieser Position nicht möglich, aber versuchen Sie, eine leichte Beugung zu erreichen.
- Atmen Sie entspannt durch die Nase und finden Sie heraus, wann Sie am besten ein- oder ausatmen, um die Bewegung entspannt durchführen zu können.
- Re-testen Sie sich. Notieren Sie das Ergebnis in der Tabelle.

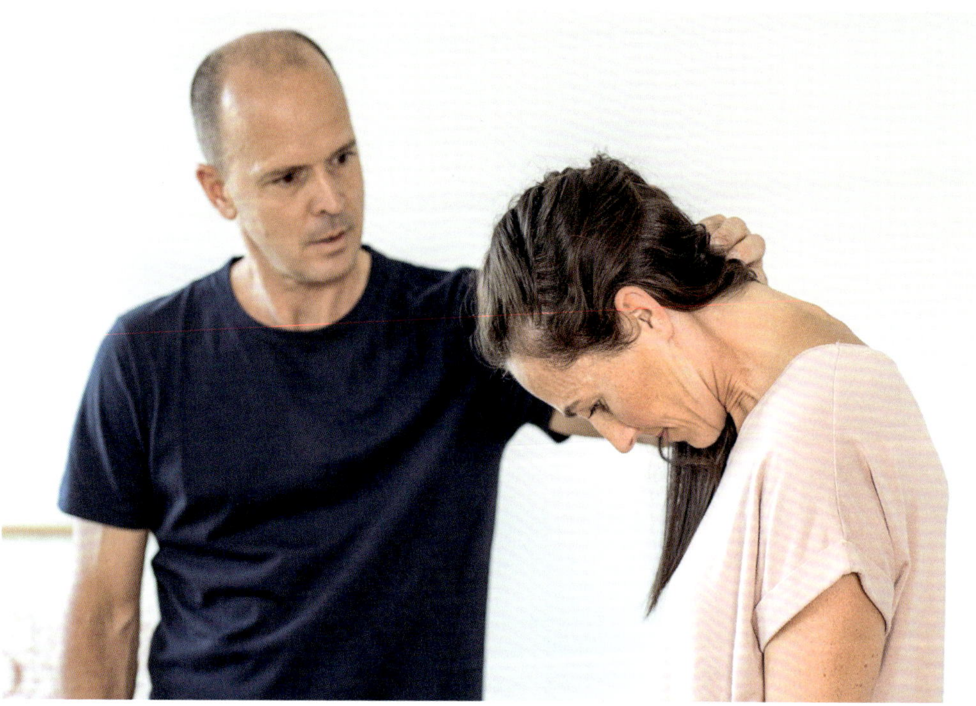

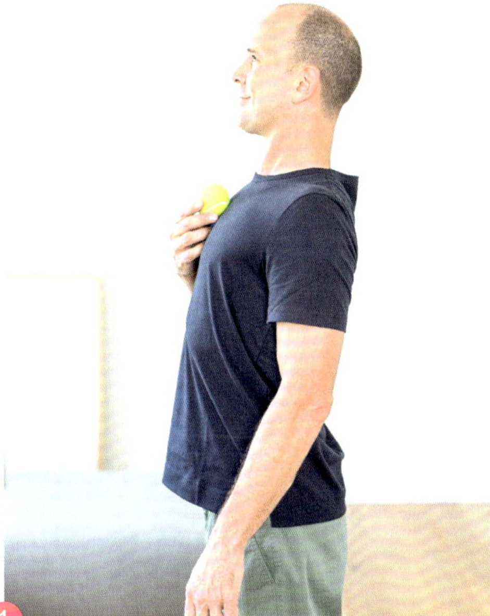

1

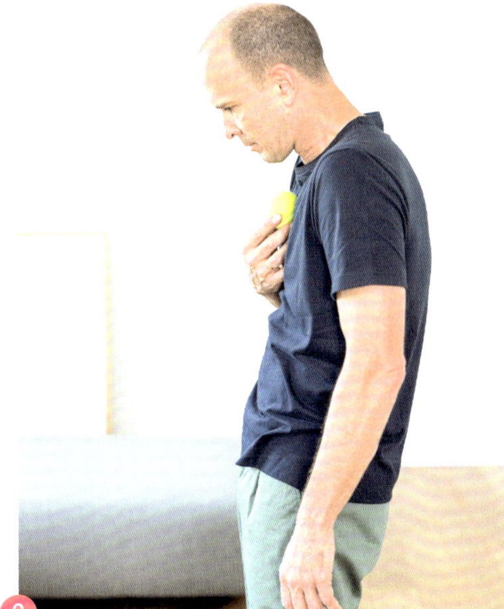

2

BRUSTWIRBELSÄULE BEUGEN UND STRECKEN

Fokuspunkt der Bewegung

Brustwirbelsäule beweglich machen

- Testen Sie sich.
- Reiben Sie mit den Knöcheln Ihrer Finger kräftig von oben nach unten am Sternum entlang. Wenn Ihnen jemand dabei helfen kann, können Sie Ihre Wirbelsäule auf der Rückseite kräftig abreiben lassen – und zwar den Bereich in Höhe der Unterkante der Schulterblätter, ca. 10 cm darüber bis 10 cm darunter.
- Beginnen Sie sitzend oder stehend mit gestreckter Wirbelsäule.
- Berühren Sie mit den Fingern den Bereich zwischen Ihren Brustmuskeln. Sie können auch einen Tennisball nehmen und ihn sich leicht an diese Stelle drücken.
- Jetzt atmen Sie langsam und tief durch die Nase ein und schieben Sie synchron dazu den Tennisball weit nach vorne, als ob Sie ihn durch die Wand gegenüber drücken möchten: Schieben Sie den Ball durch die Wand! ▶ 1
- Dann geht es in die andere Richtung. Ziehen Sie den Ball zur Wand hinter sich, atmen Sie dabei aus. ▶ 2
- Versuchen Sie, den Ball so weit wie möglich nach hinten zu bringen. Achten Sie darauf, dass Sie locker bleiben, Sie brauchen keine übermäßige Muskelspannung für diese Mobilisierung.
- Absolvieren Sie 5 – 6 Wiederholungen.
- Re-testen Sie sich. Notieren Sie das Ergebnis in der Tabelle.
- Re-testen Sie auch die andere Seite.

EIN BISSCHEN ANSPRUCH GEFÄLLIG?

Sie können diese Übung erschweren, indem Sie die Beugung und die Streckung in einer mit der Brustwirbelsäule nach rechts oder links rotierten Position absolvieren.

Das Trainingsprogramm für den Geruchssinn

Der Geruchssinn ist einzigartig unter allen unseren Sinnen. Geruchsinformationen projizieren direkt auf das limbische System im Körper und werden nicht - wie alle anderen sensorischen Informationen - über den Thalamus geleitet. Geruchsreize werden von daher zum einen als Atemveränderungen wahrgenommen und können zum anderen Emotionen und Erinnerungen auslösen.

Durch Experimente konnte ein Gruppe von Wissenschaftlern zeigen, dass sich in der mittleren Insula Geschmacks-, Geruchs- und sensorische Repräsentationen überschneiden. Ihre Studie legt nahe, dass dieser Bereich der Insula eine integrierte orale und sensorische Region sein könnte, die eine Schlüsselrolle bei der Geschmackswahrnehmung spielt.

Bei von COVID-19-Betroffenen ist es wichtig, den Vagusnerv und alle anderen Nerven in Gesicht und im Mundraum zu aktivieren, da wir dadurch auch die Erholung des Geruchssinns fördern. UND: Wir aktivieren dabei permanent das Stammhirn und weitere Bereiche, die die Atmung, den Muskeltonus, den Herzschlag und mögliche Schmerzen regulieren.

Wir können bestimmte Hirnnerven sehr einfach aktivieren, indem wir saure, süße, salzige, bittere sowie Umami-Geschmäcker direkt auf die Zunge geben. Es bieten sich an:

- Salzwasser
- Zuckerwasser
- Zitronensaft
- Pfefferminzbonbons
- Lakritz
- Zimt.

Für das Geruchstraining brauchen Sie eine Auswahl mehrerer reiner Gerüche wie Zimt, Vanille, Rose, Minze, Bergamotte, Lavendel, Orange oder Kaffee. Essenzielle Öle dieser Aromen sind geeignet, Geruchsmischungen sind nicht geeignet. Selbstverständlich können Sie auch »normale« Lebensmittel nutzen, um Ihren Geruchssinn zu trainieren, und zwar sowohl wohlriechende als auch weniger wohlriechende.

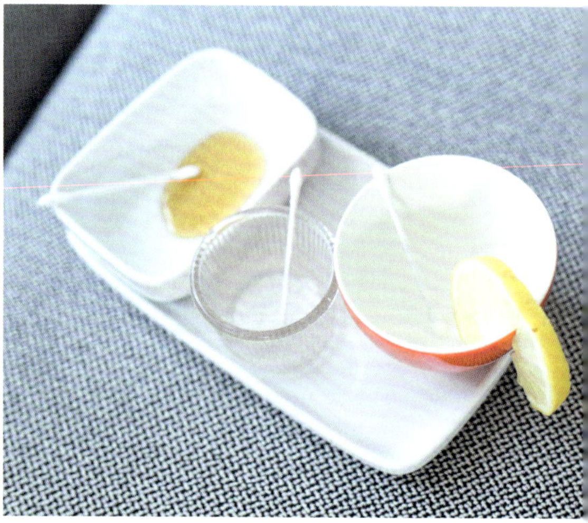

Eine möglichst variantenreiche Zusammenstellung an Geschmäckern trainiert Ihren Geruchssinn.

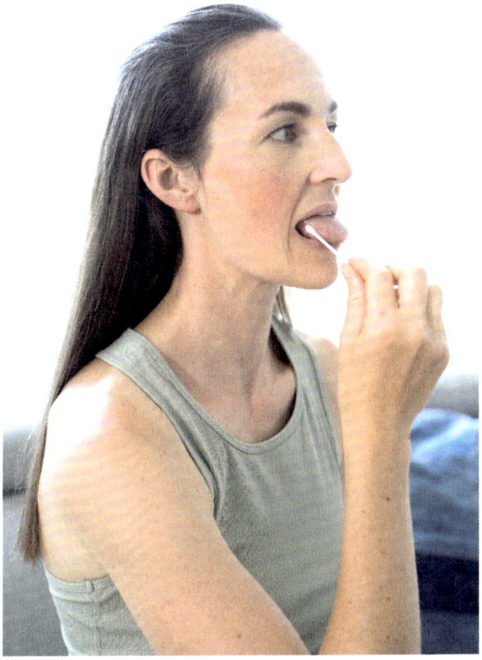

Mit einem Ohrenstäbchen geben Sie einen Geschmack auf Ihre Zunge.

BESTIMMUNG DER AUSGANGSWERTE

Um wieder etwas riechen zu können, werden wir also im Trainingsprogramm immer all diese verschiedenen Aspekte bedenken und kreativ kombinieren. Wir werden ...

- Bereiche des Mundes und der Zunge sensorisch stimulieren, etwa durch Zungenübungen, Wärme, Kälte, verschiedene Texturen oder Vibration. Die kennen Sie aus den Warm-up-Drills (S. 66).
- mit verschiedenen Geschmacksrichtungen alle Geschmacksrezeptoren aktivieren.
- mit verschiedenen Gerüchen Geruchsrezeptoren trainieren.
- Bereiche aktivieren, die im Temporallappen in der Nachbarschaft des olfaktorischen Cortex liegen, Bereiche, in denen das Erkennen von Sprache und Musik sowie das Identifizieren von visuellen Reizen passiert.

Und es sollte uns klar sein, dass Atmung und Riechen sehr eng miteinander zusammenhängen.

Legen Sie eine Hand auf Ihren Bauch und eine Hand auf Ihre Brust, atmen Sie dann dreimal kurz und scharf durch die Nase ein, als ob Sie schnell einen Geruch aufnehmen möchten. Denn: Ohne koordiniertes Atmen durch die Nase ist Riechen gar nicht möglich!

Das alles werden wir nacheinander und teilweise auch gleichzeitig machen.

Step 1: Geschmack testen – Bestimmung der Ausgangswerte

Suchen Sie sich alle Geschmacksgeber zusammen. Geben Sie einen Geschmack auf die eine Seite der Zunge. Finden Sie den Bereich, der am stärksten auf den speziellen Geschmack reagiert. Testen Sie aus, ob Sie links oder rechts mehr schmecken. Testen Sie alle Geschmäcker nacheinander durch und protokollieren Sie Ihre Tests. Jetzt haben Sie Ihre Ausgangswerte. Sehr wichtig, um Fortschritte überprüfen zu können.

Step 2: Geruch testen – Bestimmung der Ausgangswerte

Testen Sie alle Gerüche durch. Mit jedem Nasenloch einzeln. Der Test – Re-Test läuft folgendermaßen ab. Stellen Sie sich die Fragen:

1. Kann ich das riechen? Ja/ Nein.
2. Wenn ja, kann ich es identifizieren, also bestimmen, was es ist?

Schreiben Sie die Ergebnisse mit Datum auf.

VORAKTIVIERUNG VON MUNDRAUM, ZUNGE UND ZÄHNEN

Wir aktivieren den Mundraum mit dem Z-Vibe oder der elektrischen Zahnbürste. ▶ 1
Der Z-Vibe hat verschiedene Aufsätze mit verschiedenen Texturen, die Sie erspüren können. Mit der Zahnbürste können Sie die verschiedenen Auflageflächen der Bürste und das Gefühl dazu wahrzunehmen. Stimulieren Sie für eine Minute, dann beißen Sie fest auf die Zahnbürste oder den Z-Vibe, wie Sie es schon aus den vorbereitenden Tests kennen! ▶ 2

ZIELGERICHTET AKTIVIEREN!

Es kann einen Unterschied machen, ob Sie mit den Schneidezähnen, den linken oder den rechten Backenzähnen auf die Bürste beißen. Testen Sie es aus!

1

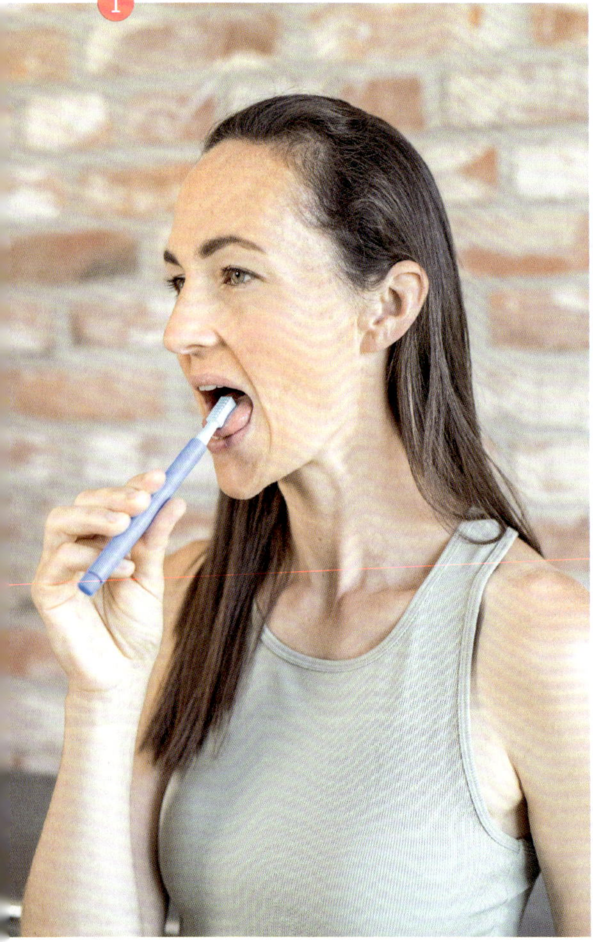

2

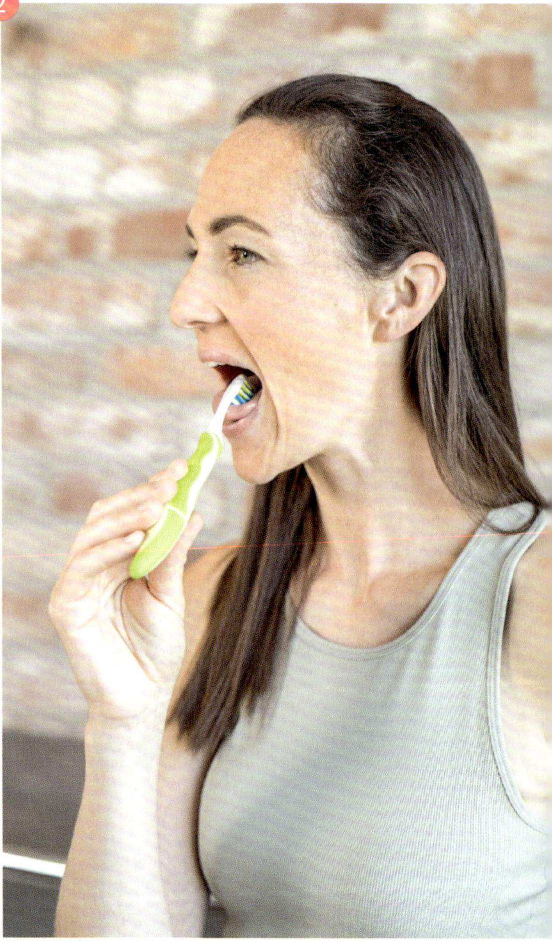

KOMBINATIONSÜBUNG FÜR DIE GERUCHSWAHRNEHMUNG

Immer nur Riechen zu üben, reicht oft nicht. Aber wir können die Neurologie nutzen und ein paar Tricks anwenden. Zunächst wollen wir die stärksten noch funktionierenden Geschmackswahrnehmungen nutzen, um die schwächeren zu trainieren. Macht Sinn, oder? Wir stützen uns auf das, was noch da ist, und bauen den Rest wieder auf.

Kombinieren Sie Ihre stärksten Geschmäcker als »Vorreiter« und paaren Sie diese mit einem schwächeren Geschmack, dann addieren Sie Riechen, Summen und Gurgeln!

Eine Klientin hat herausgefunden, dass sie »süß« am besten schmecken kann. Also nimmt sie Honig (süß) und gibt ihn auf die vordere Zunge, während sie mit einer Zitrone die Bereiche für »sauer« reibt und versucht, »sauer« zu schmecken. Sie können sich auch einen Zitronentee mit Honig machen und ihn in kleinen Schlucken schlürfen. Versuchen Sie, die saure Zitrone immer wieder herauszuschmecken. Zusätzlich ist es hilfreich, Zitrone zu riechen, und zwar gerne gleichzeitig, während Sie sie schmecken!

Nutzen wir nun zusätzlich die Aktivierung des Vagusnervs. Wenn wir summen oder gurgeln, aktivieren wir den Vagusnerv. Wir können in diesem Fall also einfach mit dem Zitronentee mit Honig gurgeln, mit Zitronentee im Mund summen und beim Luftholen durch die Nase an einer Zitrone riechen.

Variationen sind gut, zum Beispiel Minze riechen und mit Orangensaft (oder Kaffee oder Milch oder ...) gurgeln!

Fragen Sie sich: Kann ich etwas riechen? Kann ich etwas identifizieren? Wird das Riechen besser? Wenn ja, mehr davon.

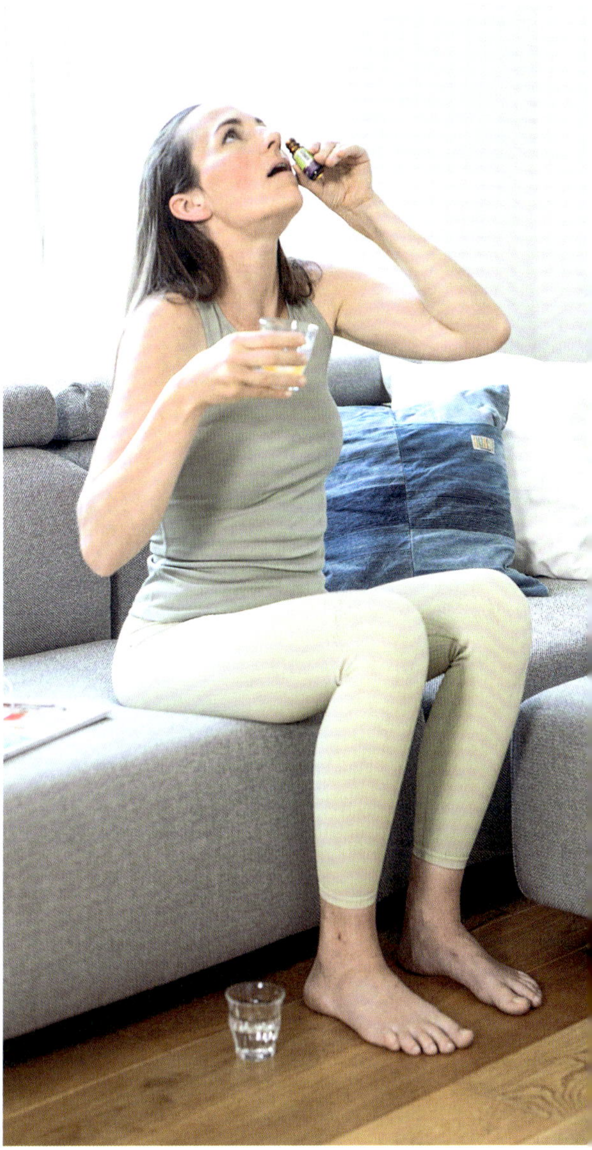

Je mehr verschiedene Reize Sie setzen, desto spannender für Ihr Gehirn!

FAKE-SMILE MIT RIECHEN UND STREICHELN KOMBINIEREN MIT WÄRME UND KÄLTE

- Spannen Sie so viele Muskeln Ihres Gesichts und der Stirn an wie möglich und produzieren Sie ein künstliches Lachen (»Fake-Smile«). ▶ 1
- Sie können wie abgebildet auch austesten, ob das künstliche Lachen nur auf einer Seite des Gesichts bessere Ergebnisse bringt. ▶ 2 und ▶ 3
- Halten Sie nun mit einer Hand ein Nasenloch zu und den Geruch unter das andere Nasenloch. Mit der anderen Hand streicheln Sie Ihr grinsendes Gesicht mit einer Wärmequelle oder einem Kühlpad oder mit beidem abwechselnd an Ihr grinsendes Gesicht, während Sie riechen.
- Fragen Sie sich: Kann ich etwas riechen? Kann ich den Geruch identifizieren? Wird das Riechen und Spüren besser? Wenn ja, mehr davon! Wenn nein, probieren Sie die einseitigen Aktivierungen mit Grinsen und Streicheln aus!

1
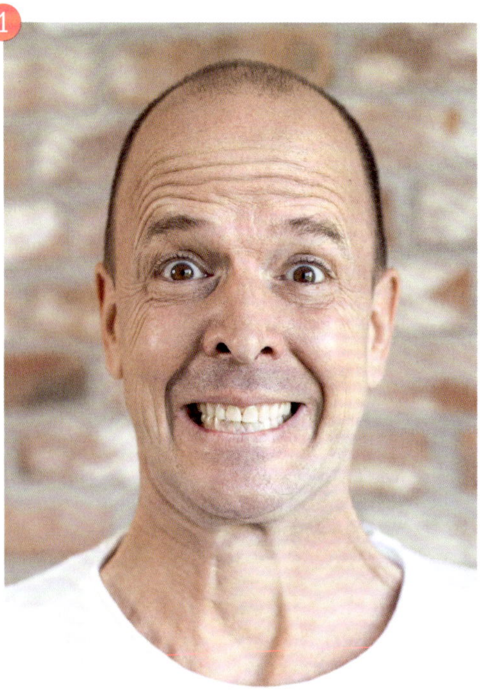

2
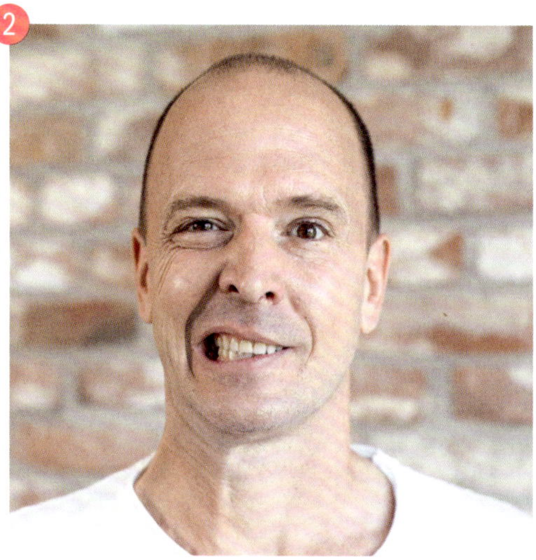

3
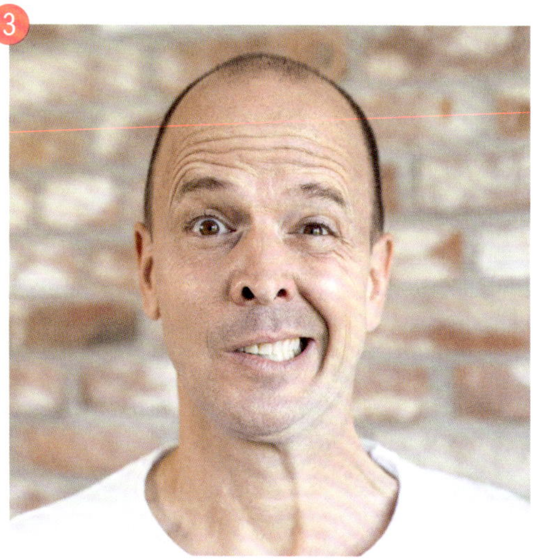

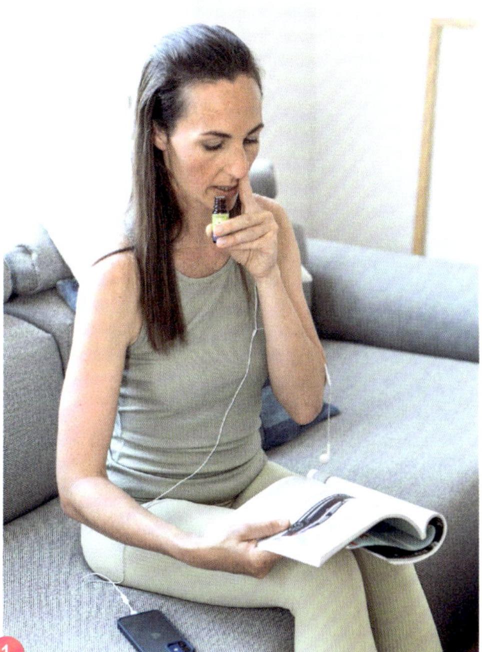
1

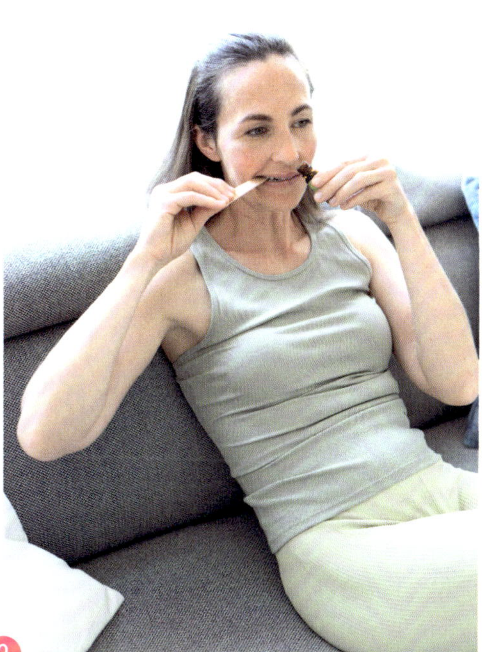
2

BEISSEN UND LESEN KOMBINIEREN MIT RIECHEN

- Beißen Sie auf ein Z-Vibe oder eine Zahnbürste. In der einen Hand haben Sie eine Zeitung oder irgendetwas mit Buchstaben darauf. In der anderen Hand haben Sie ein Geruchsaroma. ▶ 1
- Nun beginnen Sie, die Buchstaben, EINZELN laut vorzulesen. Es geht um Objekterkennung, darum, die einzelnen Buchstaben zu identifizieren. Es können auch Symbolbilder sein oder Bilder mit bekannten oder unbekannten Personen.
- Versuchen Sie, nach 20 Sekunden einen Geruch zu identifizieren, während Sie weiter Buchstaben vorlesen. ▶ 2
- Fahren Sie mit dem Lesen für weitere 20 Sekunden fort und versuchen Sie, wieder zu riechen und zu identifizieren. Üben Sie für 1–2 Minuten.

Fragen Sie sich: Kann ich etwas riechen? Kann ich etwas identifizieren? Wird das Riechen und Spüren besser? Wenn ja, mehr davon.

NEURO-TIPP: **Die Kombi macht's!**

Kombinieren Sie noch weitere Reize, sodass Ihr Gehirn ordentlich zu tun hat! Hören Sie unbekannte Musik, Reime, Rap oder Ähnliches, während Sie auf ein Z-Vibe oder eine Zahnbürste beißen. Unbekannte Musik aktiviert den auditiven Assoziationskortex stärker als bekannte Musik. Und dann versuchen Sie, nach 20 Sekunden einen Geruch zu erkennen und zu identifizieren.

Extra: Zusätzliche Steigerungen zur Geruchsbesserung

Schultern hochziehen und WOW!

Sie können mehr Aktivierung im Stammhirn erzeugen, indem Sie die Schultern ganz hochziehen und sie oben halten. Das macht der Nervus accessorius. ▶ 1 In der Kombination können Sie die WOW-Übung machen oder summen, dazwischen immer wieder riechen. ▶ 2

1

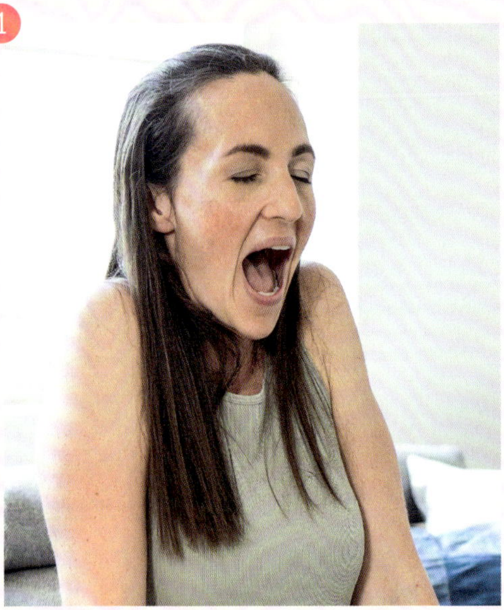

2

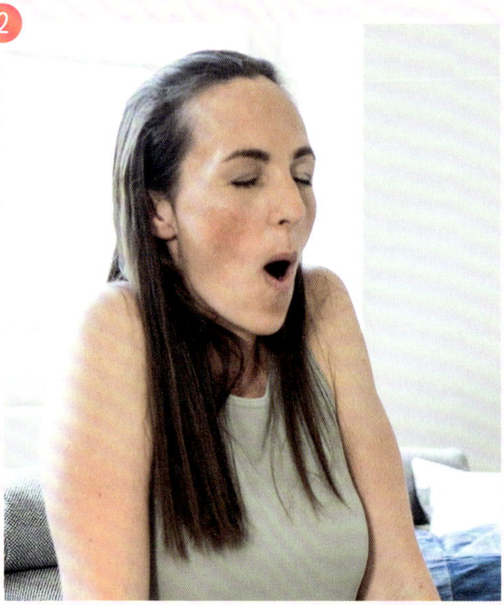

Zungenkreise, Zunge in die Backe und Zungendruck

Wenn Sie gerade keine Flüssigkeit zum Gurgeln im Mund haben, können Sie Zungenkreise oder Zungendruck machen, während Sie riechen.

Zungenübungen mit seitlich gekipptem Kopf

Eine andere vestibuläre Aktivierung, zum Beispiel durch das seitliche Kippen des Kopfes, kann die Integration von Geruchsinformationen in der Insula beeinflussen. Kippen Sie den Kopf seitlich wie abgebildet nach rechts und links, während Sie Zungenübungen absolvieren und immer wieder riechen.

Bauchgürtel

Der Bauchgürtel ist immer ein zusätzlicher Vagusnerv- und somit Insulastimulus, der auch zu einer Verbesserung der Geruchsempfindungen beitragen kann.

Hochfrequentes, rhythmisches Nasenatmen

Versuchen Sie, einem Einatemzug durch fünf bis zehn extrem kurze und extrem harte »Sniffs« hintereinander zu machen. So, als ob Sie kurz die Nase rümpften. Finden Sie einen schnellen Rhythmus. Schnell ist zehnmal in drei Sekunden. Dann versuchen Sie, einen Geruch zu riechen und zu identifizieren.

Hemmung statt Aktivierung

Einige Menschen reagieren nach einer COVID-19-Infektion empfindlich auf Augen-Drills. Wenn Sie lichtempfindlich oder empfindlich bei lauten Geräuschen sind, kann es sein, dass Sie auch auf Augen-Drills stark reagieren. Es kann sein, dass die Drills einfach nur pauschal schlecht re-testen. Es kann aber auch sein, dass Ihnen schlecht wird, Sie aggressiv werden oder emotionale Ausbrüche bekommen. Das sind normale Reaktionen auf visuelles Training.

Sollten Sie spüren, dass Sie eine solche Tendenz haben, dann habe ich hier ein paar Ratschläge:

- Schalten Sie Ihre Power-Drills vor, machen Sie vor und nach jedem visuellen Drill einen Power-Drill.
- Wenn möglich: Machen Sie einen Ihrer Power-Drills oder einen neutralen Drill, während Sie einen visuellen Drill ausführen.
- Reduzieren Sie die Dosis: Also die Wiederholungszahl beziehungsweise die Belastungsdauer der visuellen Drills.
- Absolvieren Sie immer einen Atem-Drill (z. B.: Lufthunger oder einfach ein langes, angenehmes Luftanhalten) nach dem visuellen Drill.
- Benutzen Sie die »Hemmungen«, die ich in der Folge kurz vorstelle.

Warum Lufthunger? Die Bereiche, die wir hier entlasten und gleichzeitig indirekt trainieren wollen, liegen im Mittelhirn. Mit Lufthunger-Drills aktivieren wir Nachbarbereiche, wir sorgen für mehr Durchblutung in den Bereichen, in denen eine erste, unbewusste Verarbeitung visueller Reize stattfindet, und hoffen, dass diese Bereiche dann besser arbeiten.

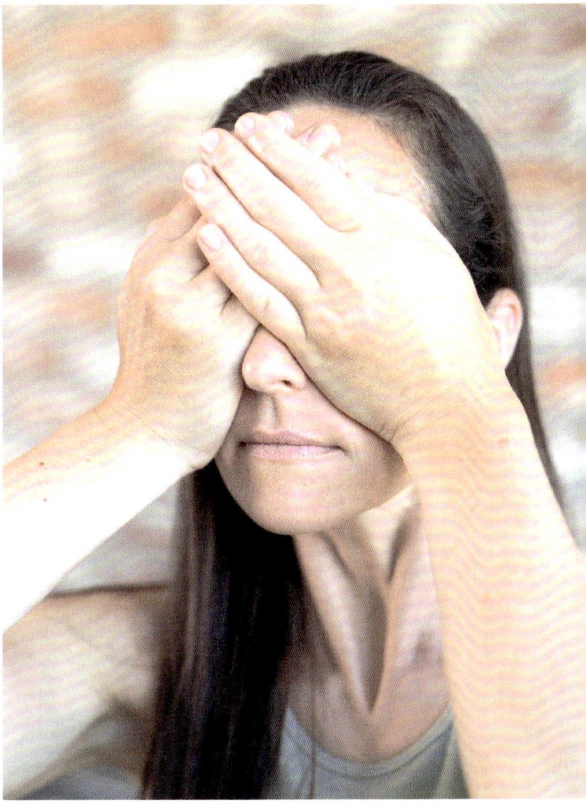

»Palming«: Einfach mit warmen Händen die geöffneten Augen wie abgebildet abdunkeln. Ins Schwarze schauen, bis Sie nur noch ein tiefes Schwarz sehen. Eine prima Beruhigung des Sehnervs und ein einfacher und entspannender Drill für die Pausen zwischen den Augenübungen!

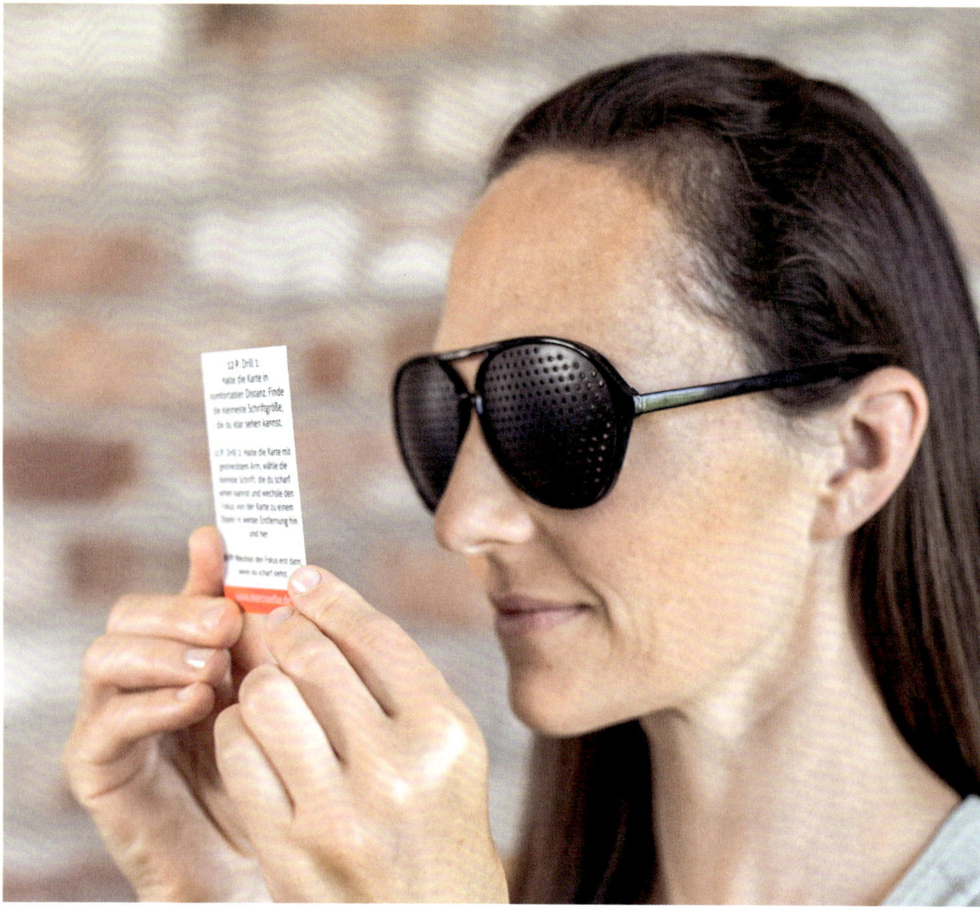

VERSUCHE MIT LOCHBRILLE

Eine Lochbrille reduziert die Daten, die das visuelle System verarbeiten muss. Dadurch geben wir dem visuellen System die Chance, mit der reduzierten Datenmenge besser klarzukommen. Die Lochbrille testen Sie wie jeden anderen Drill. Es ist ein neuer Reiz für Ihr Nervensystem. Ich habe Klienten gehabt, die eine Lochbrille aufgesetzt haben und zum ersten Mal nach einem Jahr ihre Schulter wieder schmerzfrei bewegen konnten. Oder eine schmerzfreie Kniebeuge machen konnten.

Machen Sie Ihre Tests. Testen Sie aus, wie scharf Sie Dinge in der Nähe sehen können. Tragen Sie die Brille für eine Minute und bewegen Sie sich ein wenig. Schauen Sie durch die Gegend. Re-testen Sie, ob sich Ihre Sehschärfe im Nahbereich verbessert hat. Re-testen Sie dann Ihre Vision-Drills mit geringer Anzahl, während Sie die Brille tragen. Wenn die Re-Tests insgesamt eher positiv sind, dann tragen Sie die Lochbrille beim Training. Starten Sie mit zwei Minuten. Sie können step by step die Tragedauer verlängern. Sie können die Lochbrille auch beim Training der anderen Bereiche tragen, möglicherweise testen alle anderen Drills auch besser. Check it out.

FARBLICHTBRILLEN

Das Gleiche gilt für Farblichtbrillen. Das mag überraschend und seltsam anmuten, aber wir haben nun mal Rezeptoren für Rot, Grün und Blau auf der Retina. Es passiert oft, dass eine akzentuierte Stimulation von bestimmten Rezeptoren der Retina zu deutlich besseren Re-Tests führt. Gehen Sie vor wie mit der Lochbrille. Testen Sie rot, grün, blau und gelb. Sie können alle Tests und Re-Tests dafür nutzen, auch Geruch. (Produktempfehlungen für Lochbrillen und Farblichtbrillen finden Sie auf dem Blog der Website *www.neuro-rider.com*), aber natürlich auch bei anderen Anbietern im Internet.

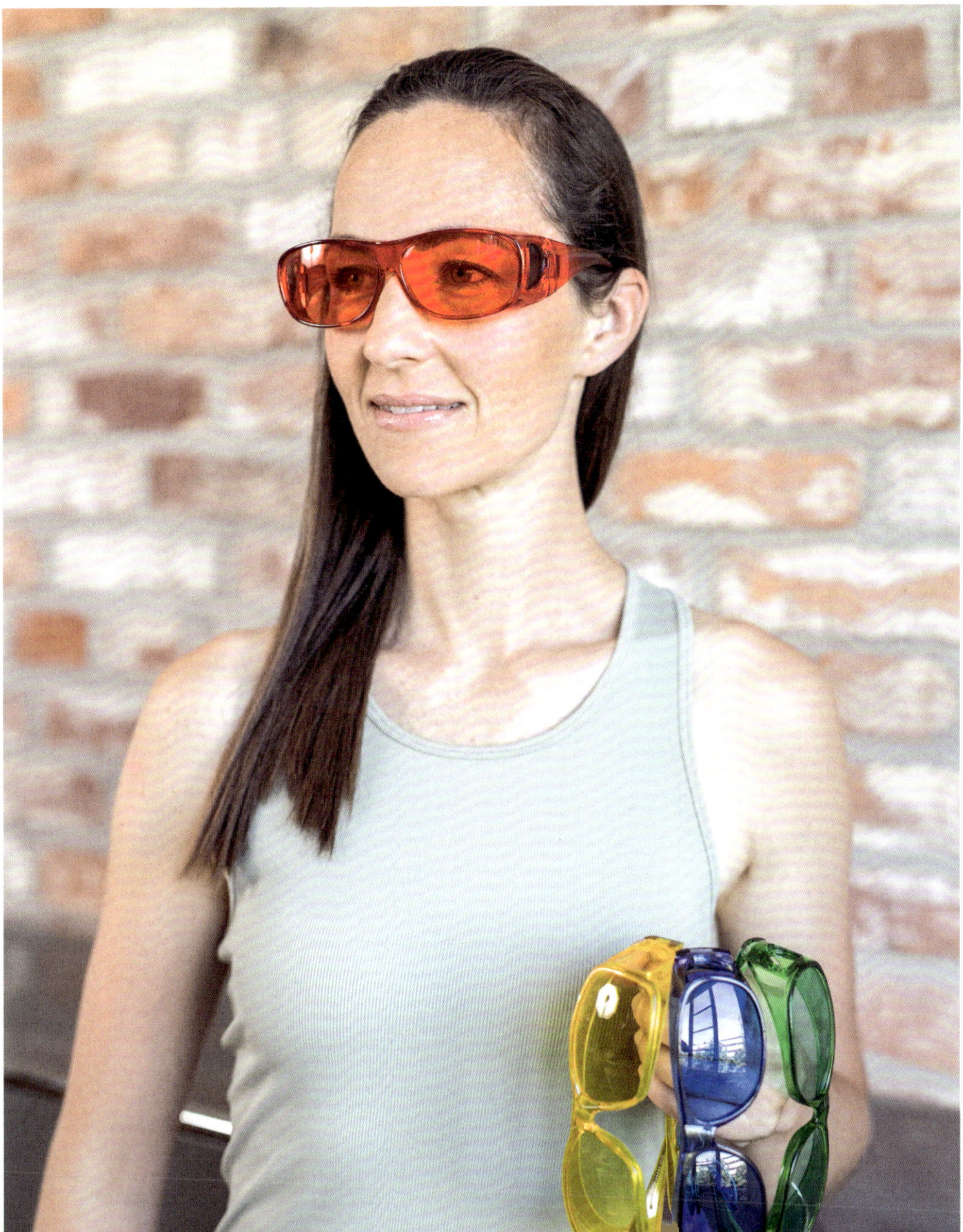

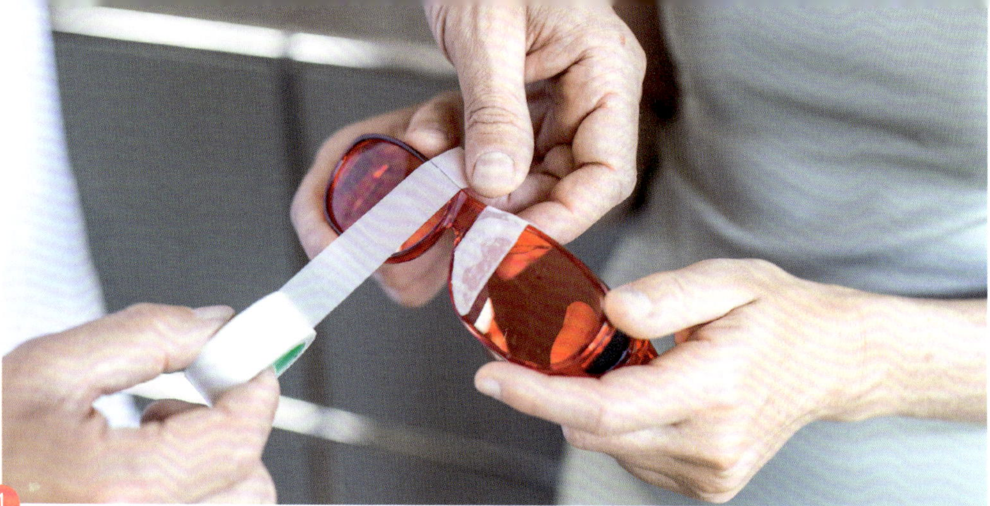

1

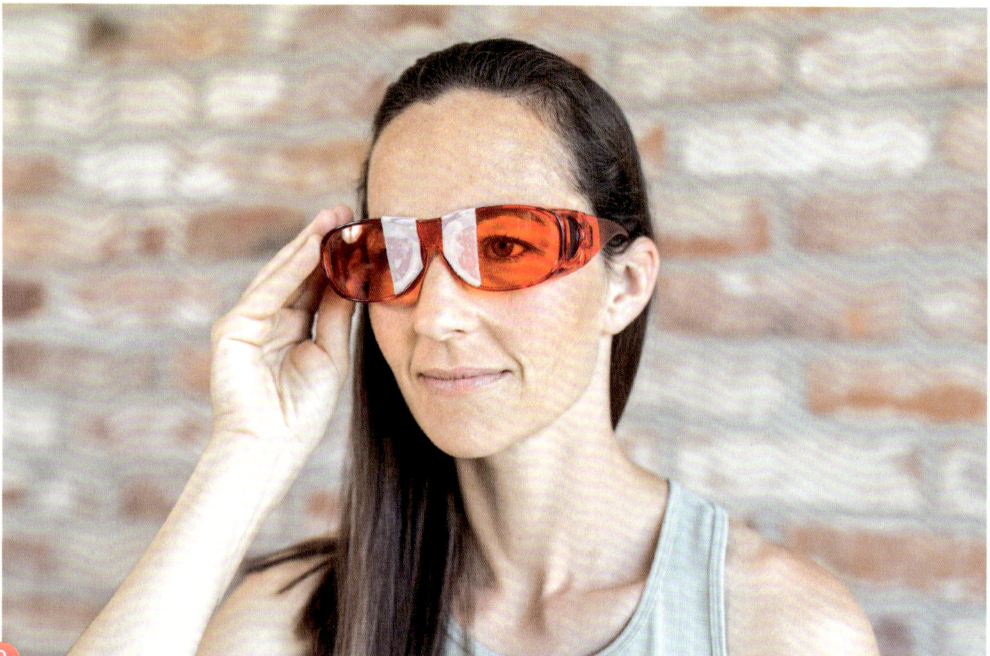

2

BINASALE TEILOKKLUSION

Ein weiterer cooler Drill – beziehungsweise eine tolle Anwendung, die vielen Menschen extrem hilft und sehr einfach und kostengünstig anzuwenden ist – heißt binasale Teilokklusion. Die Anwendung der binasalen Teilokklusion kann in verschiedenen Formen erfolgen. Meistens wird mattes Klebeband verwendet, aber auch Nagellack oder farbige Filter sind effektiv. Das Verfahren besteht darin, die Klebebänder rechts und/oder links der Nase auf der Brille aufzukleben. ▶ 1 Sie können mit der Breite des Klebestreifens experimentieren. Nach einem Sturz, einer Gehirnerschütterung, aber auch nach einem Schlaganfall oder einer COVID-19-Erkrankung kann die Verarbeitung der visuellen Informationen im Gehirn gestört sein. Die Unterbrechung von Nervenfasern im Hirnstamm kann sich negativ auf das Gleichgewicht und die Orientierung auswirken. Oft zeigt sich das im Alltag dadurch, dass sich Menschen in überfüllten Bereichen wie z. B. Einkaufszentren oder bei Partys sehr unwohl fühlen. Der Zweck der binasalen Teilokklusion ist es, bei der räumlichen Orientierung zu helfen. Eine häufige Reaktion ist, dass sich die Person beim Gehen, Laufen, oder allgemein beim Bewegen stabiler und sicherer fühlt. Die binasalen Teilokklusion hilft dem Anwender, sein umgebendes (peripheres) System in größerem Umfang zu nutzen. Falls man keine spezielle Brille hat, kann man sich eine Brille mit ungeschliffenen Gläsern in der Drogerie kaufen und dann abkleben.

Tragen Sie die Okklusion ruhig mehrere Stunden am Tag, auf jeden Fall beim Training. ▶ 2 Ein toller zusätzlicher kleiner Trick, der nicht viel Einsatz erfordert und für die richtige Person einen riesigen Unterschied ausmachen kann. Wie immer: Test/Re-Test!

OHRSTÖPSEL

Was haben Ohrstöpsel mit dem Sehen zu tun? Nun ja, Menschen, die auf visuelle Reize oder/ und auf akustische Reize sehr empfindlich reagieren, haben im Mittelhirn einen Bereich, der nicht richtig seinen Job macht, sozusagen etwas ungesund ist. Wie eine Muskelzerrung. In den »oberen Hügeln« im Mittelhirn findet eine erste unbewusste Verarbeitung von visuellen Informationen statt, in den direkt darunter liegenden »unteren Hügeln« eine erste schnelle Verarbeitung von akustischen Informationen. Diese Zentren ermöglichen uns reflexartige Orientierung im Gefahrenfall, sie sind also ein wichtiger Bestandteil unseres Gefahrenabwehrsystems. Sie steuern Nackenbewegungen und orientieren unsere Augen hin zur potenzieller Gefahr. Diese Bereiche können überlastet sein. Es kann helfen, die dort einprasselnden Stimuli zu reduzieren beziehungsweise zu modifizieren. Und da können wir sehr einfach mit Lochbrille, Farbbrille oder eben mit Ohrstöpseln arbeiten.

- Testen Sie sich.
- Ohrstöpsel in das eine, das andere oder beide Ohren, im Raum bewegen.
- Re-Test einzeln durchführen und entsprechend beim Training einsetzen.

Es ist gut möglich, dass Sie mit Ohrstöpsel/ Lochbrille Ihren Trainingsumfang im visuellen Bereich langsam erhöhen können. Das wäre das Ziel. Betrachten wir es wie eine Bandage bei einer Knieverletzung, nur dass diese Bandage ein Ohrstöpsel ist und nicht das Knie entlastet, sondern das Mittelhirn. Stellen Sie sich Atem-Drills in diesem Zusammenhang vor wie Training für die Muskeln, die das Knie unterstützen und die Heilung erleichtern.

AUGENÜBUNGEN, HEMMUNG UND ANGST

Lochbrillen, Ohrstöpsel und Farbbrillen gepaart mit Atem-Drills (physiologischer Atemrhythmus von zehn Sekunden pro Atemzug) sowie in Kombination mit Augenübungen (speziell bei entweder sehr schneller Blickverfolgung/Blicksprüngen ODER Schiel-o-Mat und Nah-fern-Blicksprüngen) sind gute Trainingsübungen bei Menschen, die Probleme mit Angst oder Panikattacken haben. Sie reduzieren Stress über den Vagusnerv. Wenn Sie Probleme mit unangemessenen Angstzuständen haben, kann es gut sein, dass Sie mit diesen Übungen Ihre Angst reduzieren können. Auch in Akutsituationen helfen diese Übungen, idealerweise gepaart und synchronisiert mit der Atmung. Sie sollten sie aber vorher geübt haben, damit Sie sie bei Panikanfällen schnell und sicher ausführen können.

Wie lang und wie oft trainieren?

Ein Trainingseffekt entsteht durch Belastung und Erholung. Dieser Aspekt ist sehr wichtig, denn viele Menschen vergessen, wie wichtig Regeneration im Trainingsprozess ist. Training muss nicht immer eine Stunde lang am Stück passieren. Auch nicht zwei oder drei Stunden am Stück. Sie brauchen für das Training stets hohe Aufmerksamkeit und Konzentration. Deshalb teilen wir die Gesamtmenge des Trainings in viele kleine Portionen auf.

Es gibt (bisher) keine wissenschaftliche Datenbasis, aus der man ableiten könnte, wie lange es dauert, sich vollständig von Long-Covid zu erholen. Aus dem Training anderer neurologischer Probleme, beispielsweise der vestibulären Rehabilitation, wissen wir, dass 20 – 40 Stunden nötig sind. Die Dauer ist abhängig von vielen Dingen, nicht zuletzt vom Zustand des Stoffwechsels des Trainierenden. Das entspräche 20 – 40 Tage lang eine Stunde Training täglich. Diese Stunde kann man aufteilen in mehrere kleine Einheiten, zum Beispiel in 4 x 15 Minuten oder auch 2 x 30 Minuten oder 6 x 10 Minuten. Letztlich ist es nicht so wichtig, wie man die Zeit aufteilt.

Meine Empfehlungen

- 15 Minuten am Tag Geruch trainieren und 3 x 15 Minuten pro Tag die vorbereitenden Übungen und das Hauptprogramm.
- Never miss twice. Es kann immer passieren, dass man ein Training mal ausfallen lässt. Shit happens. Aber versuchen Sie eisern, das Training nie an zwei aufeinanderfolgenden Tagen ausfallen zu lassen. Kontinuität ist wichtig. Nur so kann Änderung stattfinden!
- Konzentrieren Sie sich zunächst auf die Power-Drills. Nach zwei Wochen testen Sie alle Drills noch einmal durch und finden Sie heraus, ob sich die Reha-Drills vom ersten Testing schon quasi von selbst rehabilitiert haben. Wenn Sie Glück haben, sind es nun schon einige weniger. Dann machen Sie mit dem Training weiter, aber nehmen Sie sich pro Woche immer nur zwei oder drei Reha-Drills dazu. Wenn Sie keine Reha-Drills mehr haben, probieren die Übungen aus den anderen drei Programmen aus.
- Die Reha-Drills nach dem »Hamburger Prinzip« abarbeiten: ein Power-Drill, sofort danach ein Reha-Drill, gefolgt von einem Power-Drill. Easy.
- Oder: Sie machen einen Reha-Drill, während Sie einen Power-Drill machen. Wenn sich Ihr Power-Drill gut zum Paaren eignet, dann nehmen Sie einen geeigneten neutralen Drill, den Sie sehr gut beherrschen.
- Achten Sie darauf, dass Sie jede Mini-Trainingseinheit mit einem Power-Drill beenden. Bei jedem Training sollten Sie nachher besser sein als vorher.

Der Satz, der über diesem Satz steht, ist zwar kurz und einfach. Deswegen aber nicht unwichtig. Okay. Also noch mal in fett:

Beenden Sie jedes Training mit einem Power-Drill! Sie sollten nach jedem Training besser sein als davor!

NACHHALTIG LERNEN UND TRAINIEREN

Nach spätestens sechs weiteren Wochen sollten die meisten »Baustellen« behoben sein. Dann kommen die nächsten dran – wenn noch welche da sind. An dieser Stelle kommt noch ein äußerst wichtiger Hinweis: Ihr größter FAN sind Sie!

Um alle Drills in diesem Buch so zu lernen, dass Sie sie im Schlaf beherrschen, braucht es drei wichtige Faktoren, die ich hier vorstellen möchte, nämlich

1. **F**requenz
2. **A**ufmerksamkeit
3. **N**euheit.

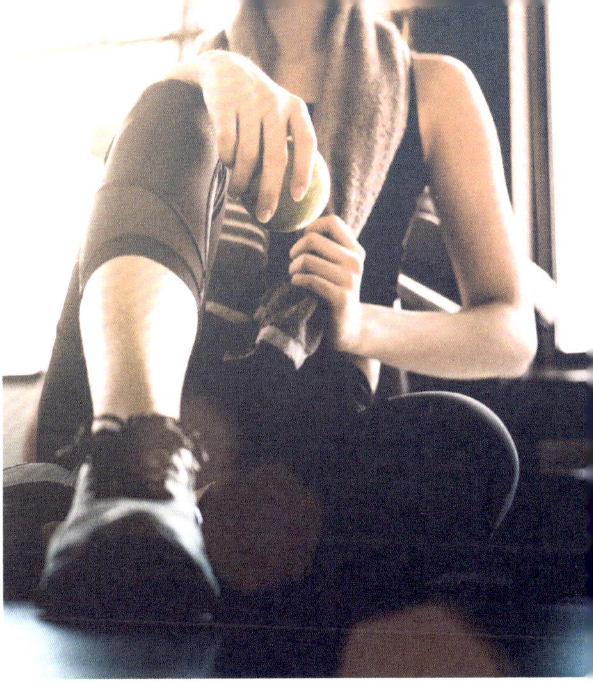

Regeneration ist Teil des Trainingsprozesses.

Frequenz

Wenn Sie besser werden möchten, dann brauchen Sie ein gewisses Maß an regelmäßiger Wiederholung. Das Gehirn muss immer wieder daran erinnert werden, dass Sie besser werden wollen. Wenn Sie die Drills nicht regelmäßig in Ihren Alltag einbauen, dann denkt es, dass Sie kein Interesse haben, das Geübte zu konservieren und zu behalten.

Aufmerksamkeit

Aufmerksamkeit ist die Grundwährung für Lernen. Störungen sollten konsequent vermieden werden. Handy ist nett, Quatschen ist nett – aber in den Pausen. Das Gehirn muss bereit sein, ein paar ernsthafte Veränderungen zu vollziehen.

Neuheit

Nachdem Sie ein paar Wochen trainiert haben, werden Sie feststellen, dass einige Power-Drills immer sehr gut funktionieren und andere ihre Magie etwas verlieren. Wenn das passiert, dann ist die Zeit gekommen, Neuheiten in Ihr Training einzubauen und die Schwierigkeit eventuell zu erhöhen. Damit können Sie auch Ihre Aufmerksamkeit wieder erhöhen.

- Verändern Sie die Körperhaltung, indem Sie die Position irgendeines Gelenks verändern.
- Absolvieren Sie die Übungen im Stehen statt im Sitzen. Wählen Sie eine schwierigere Standposition.
- Führen Sie die Übungen in verschiedenen Standpositionen aus.
- Probieren Sie die Atemübungen in Bewegung, beim Gehen oder Laufen.
- Verändern Sie die Augenposition beim Ausführen einer Übung: Schauen Sie nach oben, unten, links oder rechts. Hört sich blöd an, aber versuchen Sie es mal. Es ist anders.
- Rotieren Sie den Rumpf oder den Kopf nach rechts oder links.
- Machen Sie die Drills sehr präzise im Rhythmus zu einem Metronom oder zu Musik.
- Verändern Sie und spielen Sie mit dem Atemrhythmus zu einem Metronom oder zu Musik.
- Trainieren Sie an unterschiedlichen Orten oder in unterschiedlichen Räumen.
- Erhöhen Sie die Wiederholungszahlen.
- Melden Sie sich zu einem weiterführenden Kurs oder einem Coaching an, um Feedback, Anleitung und Ideen zu bekommen.

FAQ – Fragen sind gut

Fragen sind gut. **Doch:** Mit dem Training zu starten und dann zu fragen ist noch besser!

Ich vergesse immer zu trainieren. Werde ich mich durch fünf Minuten am Tag verbessern?
Sehen wir es positiv: Wenn Sie bisher nicht trainiert haben und jetzt fünf Minuten schaffen, dann ist das ja schon mal eine gigantische Steigerung. Sie werden sich besser fühlen. Und das Experimentieren mit den Drills wird Spaß machen. Und vielleicht machen Sie dann langsam automatisch mehr davon. Belohnen Sie sich für Erfolge. Stellen Sie sich vor, Sie würden jede Woche fünf Minuten länger trainieren. Nach vier Wochen wären Sie schon bei 25 Minuten. So geht Training. Langfristig. Babysteps sind mächtig, wenn sie kontinuierlich gemacht werden. Machen Sie das Training zu einer Gewohnheit!

Meine Re-Tests werden schnell schlechter und sie sind super inkonstant. Was mache ich falsch?
Nichts. Meistens ist der Stoffwechsel das Problem. Konzentrieren Sie sich für 2 – 3 Wochen auf Atem-Drills. Machen Sie viel mehr davon. So viel, wie Sie schaffen. Trinken Sie mindestens einen Liter Orangensaft am Tag, Zucker erhöht CO_2. Essen Sie genügend Proteine. Magnesium kann helfen. Dann noch mal ran! Wenn dann immer noch nichts geht, holen Sie sich Hilfe.

Ist es egal, ob ich 1 x 60 Minuten am Tag oder 4 x 15 Minuten am Tag übe?
Das ist egal. So wie es besser in Ihr Leben passt. Ich trainiere gerne 20-mal eine Minute am Tag. Machen Sie es so, wie es für Sie am besten passt. So, wie Sie es verlässlich hinbekommen.

Ich bin leicht perfektionistisch. Was wäre denn optimal aus wissenschaftlicher Sicht?
Es gibt kaum Daten. Menschen sind verschieden. Testen Sie es aus. Um dauerhafte Veränderungen im Gehirn zu erzielen, braucht es 20 bis 40 Stunden gezielten und starken Stimulus. Netto! Die Pausen zählen nicht. 20 Stunden bei Leuten, die einen guten Stoffwechsel haben! Länger, wenn der Stoffwechsel durch Training und Ernährung oder durch Krankheit geschädigt ist. Do what makes you better.

Stichwort Ernährung. Wie kann ich meinen Stoffwechsel verbessern?
Dazu gibt es reichlich Doktorarbeiten … Hier ein paar einfache Antworten für den Anfang: Auch hier gilt: Test/Re-Test. Der Test: Die Körperbasaltemperatur und der Puls, am Morgen vor dem Aufstehen im Bett gemessen. Alles, was Körpertemperatur und Puls erhöht, ist gut, also mehr davon (Temperaturmessmethode von Dr. Broda Barnes). Beschäftigen Sie sich gerne mal mit den Texten und den Ideen von Dr. Ray Peat. Bitte niemals »Wie verbessere ich den Stoffwechsel« in eine Suchmaschine eingeben. Das führt zu Chaos. Ab und zu biete ich Onlineseminare dazu an.

Schlusswort

Dieses Buch zeigt nur einen kleinen Ausschnitt aus dem Repertoire eines möglichen Trainings. Es ist ein Anfang. Mir ist völlig klar, dass nicht jeder Mensch alle seine Probleme damit lösen und alle seine Ziele erreichen kann. Manchmal braucht es weitere Inputs. Manchmal muss ein Fachmann weiterhelfen. Es ist toll, einen Therapieplatz zu bekommen und die Angebote aus Buch und Therapie zu verbinden.

Vielleicht haben Sie Ihr Training begonnen, aber dann kam irgendetwas dazwischen und Sie haben nicht weitergemacht. Ich kenne das, wer kennt das nicht? Das fühlt sich immer blöd an, nach »fehlender Willenskraft«, und nagt am Selbstbild. Muss es aber nicht. Wussten Sie, dass die meisten Menschen mehr als acht Versuche brauchen, um sich eine neue Verhaltensweise (wie regelmäßiges Training) anzugewöhnen? Ich finde das sehr tröstlich, weil es deutlich zeigt, wie normal Scheitern ist. Also: kein Problem. Aber: Bitte analysieren Sie genau, woran es gelegen hat, bevor Sie einen neuen Versuch starten. Organisieren Sie Ihr Umfeld so, dass es Ihre Chancen optimiert. Denn genau das ist der Unterschied zwischen erfolgreicher Selbstveränderung und weniger erfolgreicher Selbstveränderung. Machen Sie den Unterschied!

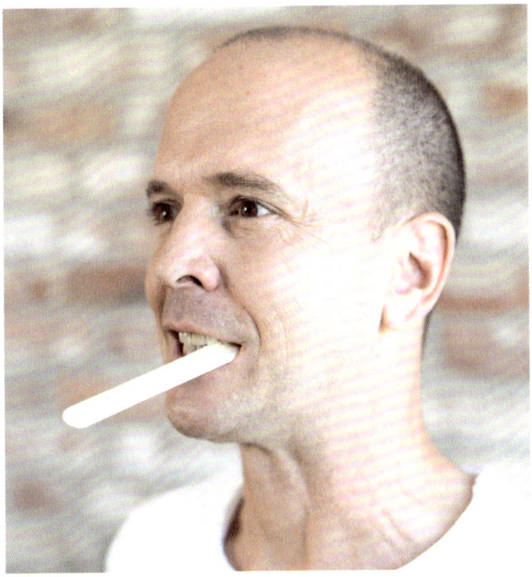

Scheitern gehört zum Leben. Integrieren Sie Ihre Übungen in Ihren Alltag, dann fällt vieles leichter.

Literaturverzeichnis

Aschner, B. (1908). **Über einen bisher noch nicht beschriebenen Reflex vom Auge auf Kreislauf und Atmung: Verschwinden des Radialimpulses bei Druck auf das Auge.** Klin Wochenscr 21: 1529 – 30. Wien.

Bannister, B. A. (1988). **Post-Infectious Disease Syndrome.** Postgraduate Medical Journal 64 (753): 559–567.

Chamberlain, Samuel R.; Grant, Jon E.; Trender, William; Hellyer, Peter & Hampshire, Adam (2021). **Post-Traumatic Stress Disorder Symptoms in COVID-19 Survivors: Online Population Survey.** BJPsych Open 7 (2): e47.

Chapman, C. Richard (1996). **Neuromatrix theory: Do we need it?** Pain Forum 5 (2): 139 – 142.

Faull, Olivia K.; Subramanian, Hari H.; Martyn, Ezra & Pattinson, Kyle T. S. (2019). **The Midbrain Periaqueductal Gray as an Integrative and Interoceptive Neural Structure for Breathing.** Neuroscience and Biobehavioral Reviews 98. (März): 135–144.

Guedj, E.; Campion, J. Y.; Dudouet, P. ; Kaphan, E.; Bregeon, F.; Tissot-Dupont, H.; Guis, S. (2021). **18F-FDG Brain PET Hypometabolism in Patients with Long COVID.** European Journal of Nuclear Medicine and Molecular Imaging. https://doi.org/10.1007/s00259-021-05215-4.

Hebb, D. (1949). **A neuropsychological theory.** New York, NY: John Wiley and Sons (WIE).

Hosp, Jonas A.; Dressing, Andrea; Blazhenets, Ganna; Bormann, Tobias; Rau, Alexander; Schwabenland, Marius; Thurow, Johannes (2021). **Cognitive Impairment and Altered Cerebral Glucose Metabolism in the Subacute Stage of COVID-19.** Brain: A Journal of Neurology 144 (4): 1263– 1276.

Mazzola, Laure; Royet, Jean-Pierre; Catenoix, Hélène; Montavont, Alexandra; Isnard, Jean & Mauguière, François (2017). **Gustatory and Olfactory Responses to Stimulation of the Human Insula.** Annals of Neurology 82 (3): 360 – 370.

Qin, Yuanyuan; Jinfeng Wu; Tao Chen; Jia Li, Guiling Zhang; Di Wu & Yiran Zhou (2021). **Long-Term Microstructure and Cerebral Blood Flow Changes in Patients Recovered from COVID-19 without Neurological Manifestations.** The Journal of Clinical Investigation 131 (8). https://doi.org/10.1172/JCI147329.

Raveendran, AV; Jayadevan, R. & Sashidharan, S. (2021). **Long COVID: An overview.** Diabetes Metab Syndr. May-Jun;15(3):869-875. doi: 10.1016/j.dsx.2021.04.007.

Tracey, Kevin J. (2021). **Hacking the Inflammatory Reflex.** The Lancet Rheumatology 3 (4): e237–239.

Zaccaro, Andrea; Piarulli, Andrea; Laurino, Marco; Garbella, Erika; Menicucci, Danilo; Neri, Bruno & Gemignani, Angelo (2018). **How Breath-Control Can Change Your Life: A Systematic Review on Psycho-Physiological Correlates of Slow Breathing.** Frontiers in Human Neuroscience 12 (September): 353.

BILDNACHWEIS

Mit 109 Fotos von Holger Münch, münch lichtbildnerei, Stuttgart, *muench-lichtbildnerei.com*
Mit 3 Illustrationen von Cornelia Koller: Seiten 25, 32, 77
Mit 6 Illustrationen von Shutterstock: Seiten 19, 23, 31, 33, 139
Mit 1 Illustration von Adobe Stock: Seite 56

IMPRESSUM

Umschlaggestaltung von STUDIO LZ, Stuttgart, unter Verwendung eines Fotos von Holger Münch, münch lichtbildnerei, Stuttgart

---

Alle Angaben in diesem Buch erfolgen nach bestem Wissen und Gewissen. Sorgfalt bei der Umsetzung ist indes dennoch geboten. Die Informationen in diesem Buch dürfen in keinem Fall als ein Ersatz für die ärztliche Beratung angesehen werden. Üben Sie langsam und bewusst und beachten Sie Ihre körperlichen Grenzen. Bei akuten, fieberhaften Erkrankungen verzichten Sie auf das Training. Jegliche Haftung des Autors bzw. des Verlags und seiner Beauftragten für Gesundheits- sowie Personenschäden bzw. den Nichteintritt des Erfolgs ist ausgeschlossen.

Sollte diese Publikation Links auf Webseiten Dritter enthalten, so übernimmt der Verlag für deren Inhalte keine Haftung, da wir uns diese nicht zu eigen machen, sondern lediglich auf deren Stand zum Zeitpunkt der Erstveröffentlichung verweisen.

Unser gesamtes Programm finden Sie unter **kosmos.de/herbig**

Gedruckt auf chlorfrei gebleichtem Papier

ISBN 978-3-96859-042-4
Projektleitung: Nicole Janke
Redaktion: Ulrike Burgi, Köln. *www.lektorat-burgi.de*
Gestaltungskonzept: Janette Schroeder, wortundart.de, Berlin
Gestaltung und Satz: Claudia Adam Graphik-Design, Bad Kreuznach
Produktion: Hanna Schindehütte
Druck und Bindung: Westermann Druck
Printed in Germany/Imprimé en Allemagne

FSC
www.fsc.org
MIX
Papier | Fördert gute Waldnutzung
FSC® C110508